Monthly Book

Medical Rehabilitation

編集企画にあたって………

2011年に発生した東日本大震災での経験と教訓をもとに，2013年に大規模災害リハビリテーション支援関連団体協議会(Japan Disaster Rehabilitation Assistance Team；JRAT)が設立された．設立後は，地域での組織化の促進と人材育成を行いつつ，毎年のように発生する災害に対して，被災地でのリハビリテーション支援活動を行うようになった．2020年には一般社団法人日本災害リハビリテーション支援協会へ改称とともに法人化され，さらなる飛躍が期待されている．

災害およびその支援活動は，頻繁にあるものでなく，学習する機会が少ない．通常災害支援活動を行うと，その報告会での発表や活動記録集の発刊により公表し，今後の災害に備えるべく課題点を残すことがあるが，発表を聴く機会が少なく，1度聴いてもよく理解できなかったりする．また活動記録集は，記載事項が多く読み込むための労力が大きい．

そこで，JRATの設立から現在の活動までを，できるだけわかりやすく，かつ多くの人に共有できるように編集企画を行った．まず，JRATの創設とその意義を栗原先生に，災害時におけるJRATの本部活動の内容とその重要性を中村先生に論じていただいた．そのうえで，平成28年熊本地震(熊本JRAT：三宮先生)，平成30年7月豪雨(愛媛JRAT：藤田先生，岡山JRAT：國安先生)，平成30年北海道胆振東部地震(北海道JRAT：光増先生)での支援活動をそれぞれまとめていただいた．県との協定があらかじめ締結してあった愛媛JRAT以外は，初動活動に苦戦し，そのために初動対応に特化したチーム(JRAT-RRT)が必要とし，創設したことを冨岡が報告した．その後は令和元年佐賀豪雨(佐賀JRAT：浅見先生)，令和元年台風19号に伴う災害(長野JRAT：清水先生，福島JRAT：大井先生)において，JRAT-RRTが有効に働き，支援活動が行えたことの報告をいただき，ただしまだ解決するべき課題は多く残されていることも論じていただいた．そして，すべての支援活動に関り，本部および現地で活動を行った近藤先生に，これまでのJRATの活動を振り返り，各災害から得られた教訓と課題をまとめていただいた．その課題のひとつに，平時の研修やシミュレーションを行うということが挙げられ，平成28年熊本地震や平成30年7月月豪雨を経験した佐藤先生には，ご自身が開発したゲームを行いながら災害支援活動をシミュレーションする学習ツールの紹介をしていただいた．

災害リハビリテーションやJRATについて，全く知らなかった人には新たな学びとなり，断片的に知っていた人にはその知識の整理が行われ，これまでのJRATの経緯と課題を共有し，来たる災害時に多くのリハビリテーション専門職が支援活動を円滑にできることを期待する．

2022年2月
冨岡正雄

Key Words Index

和　文

━ あ・か行 ━

━ さ行 ━

━ た行 ━

━ な行 ━

━ は行 ━

━ や・ら行 ━

欧　文

━ A・C ━

━ D ━

━ E・F ━

━ G・H ━

━ J・K ━

━ L・O ━

━ R・S ━

━ T・W ━

Writers File

ライターズファイル（50 音順）

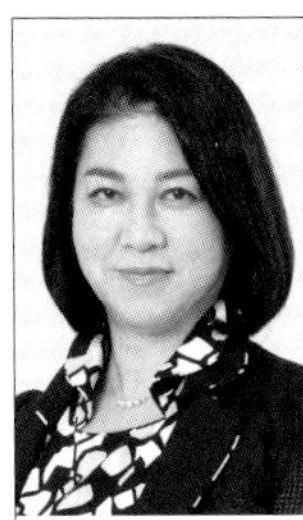

浅見豊子
（あさみ とよこ）

1984 年　福岡大学医学部卒業
　佐賀医科大学整形外科入局
1988 年　同大学大学院修了
1994 年　米国 Christine M. Kleinert Inst. for Hand and Micro Surgery 留学
2002 年　佐賀大学医学部附属病院リハビリテーション科，科長（現在に至る）
2004 年　同部（先進総合機能回復センター），准教授（現在に至る）
2007 年　同病院リハビリテーション科，診療教授（現在に至る）
2008 年　同病院リハビリテーション部，部長
2010 年　同病院先進総合機能回復センター，副センター長（～2018 年，2020 年～現在に至る）

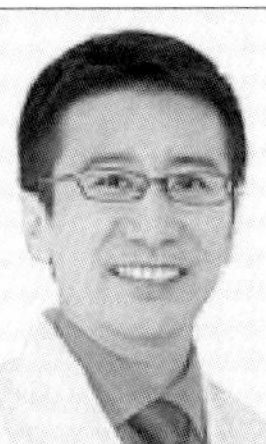
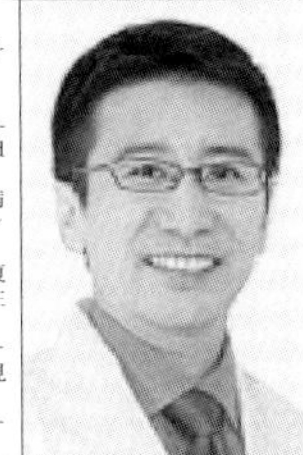

近藤国嗣
（こんどう くにつぐ）

1988 年　東海大学卒業
　慶應義塾大学リハビリテーション科入局
1996 年　同，医長
1998 年　東京専売病院リハビリテーション科，部長
2000 年　川崎市立川崎病院リハビリテーション科，医長
2001 年　慶應義塾大学リハビリテーション医学教室，非常勤講師（現在に至る）
2007 年　東京湾岸リハビリテーション病院，院長（現在に至る）

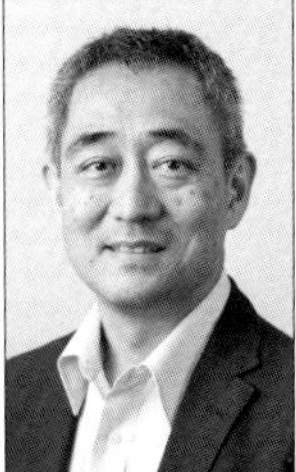

冨岡正雄
（とみおか まさお）

1988 年　宮崎医科大学（現：宮崎大学）医学部医学科卒業
　神戸大学整形外科入局
1998 年　米国クリーブランドクリニック留学
2003 年　兵庫県災害医療センター救急部，副部長
2010 年　愛仁会リハビリテーション病院診療部，部長
2013 年　大阪医科大学（現：大阪医科薬科大学）リハビリテーション科，講師
2019 年　同，准教授

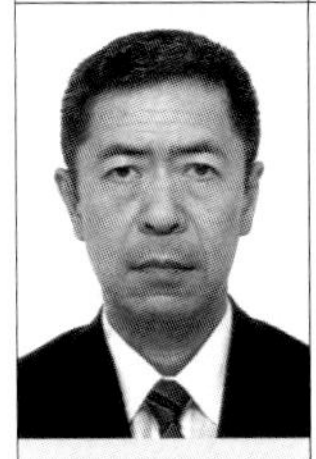

大井直往
（おおい なおゆき）

1982 年　金沢大学卒業
　自治医科大学附属病院整形外科
1991 年　友愛記念病院整形外科，部長
1995 年　東北大学附属病院リハビリテーション科，助手
2000 年　同病院リハビリテーション部，講師
2003 年　埼玉医科大学総合医療センターリハビリテーション科，講師
2005 年　同，助教授
2007 年　弘象会東和病院整形外科，部長
2014 年　福島県立医科大学整形外科，准教授
2016 年　同大学リハビリテーション医学講座，教授

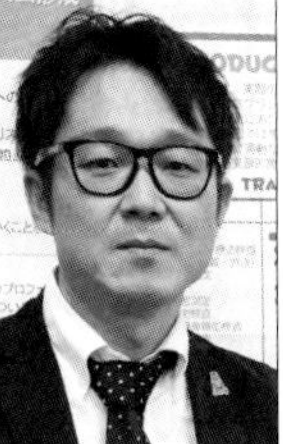

佐藤　亮
（さとう あきら）

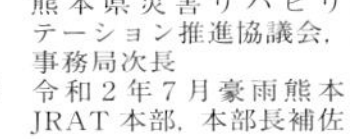

1991 年　熊本リハビリテーション学院卒業
　リハビリテーションセンター熊本回生会病院
1997 年　西合志病院リハビリテーション科，主任
2000 年　勝久病院リハビリテーション部，管理者
2016～18 年　熊本県復興リハビリテーションセンター，コーディネーター
2019 年　山鹿温泉リハビリテーション病院総合リハビリテーション部，部長
　熊本県災害リハビリテーション推進協議会，事務局次長
2020 年　令和 2 年 7 月豪雨熊本 JRAT 本部，本部長補佐

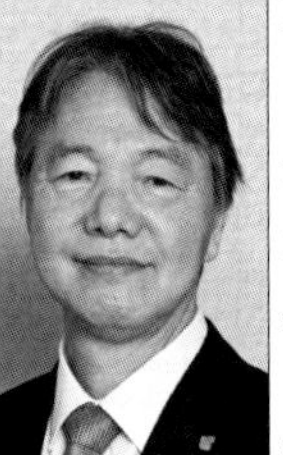
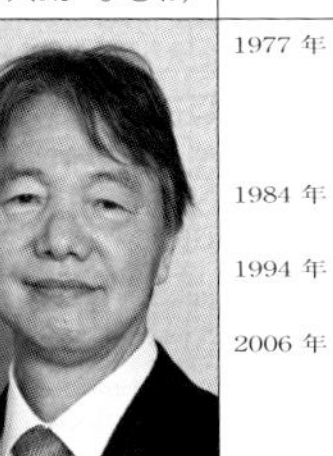

中村春基
（なかむら はるき）

1977 年　国立療養所近畿中央病院附属リハビリテーション学院卒業
　兵庫県社会福祉事業団玉津福祉センター附属中央病院
1984 年　国立療養所近畿中央病院附属リハビリテーション学院
1994 年　兵庫県立総合リハビリテーションセンター中央病院
2006 年　兵庫県立西播磨総合リハビリテーションセンターリハビリテーション西播磨病院リハビリ療法部，部長
2010 年　兵庫県立リハビリテーション中央病院リハビリ療法部，部長
2015 年　一般社団法人日本作業療法士協会，会長（常勤役員）

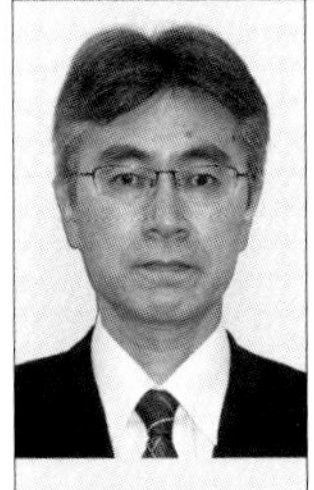

國安勝司
（くにやす かつし）

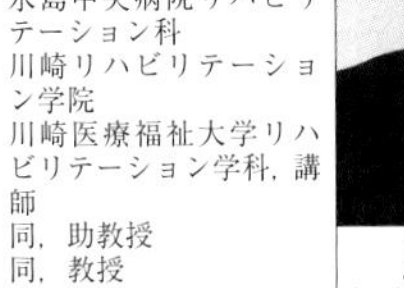

1985 年　川崎リハビリテーション学院卒業
　理学療法士免許取得
　湯河原厚生年金病院リハビリテーション科
1986 年　三好中央病院リハビリテーション科
1989 年　水島中央病院リハビリテーション科
1990 年　川崎リハビリテーション学院
1997 年　川崎医療福祉大学リハビリテーション学科，講師
2003 年　同，助教授
2014 年　同，教授

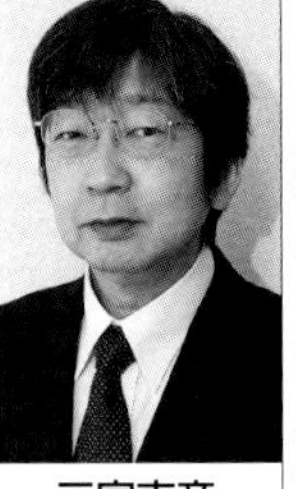
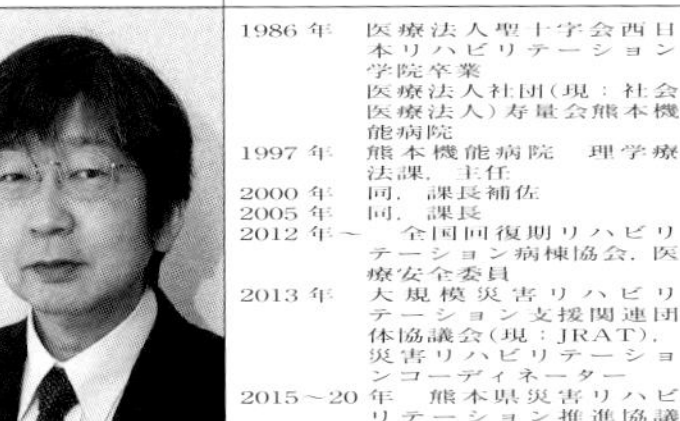

三宮克彦
（さんのみや かつひこ）

1986 年　医療法人聖十字会西日本リハビリテーション学院卒業
　医療法人社団（現：社会医療法人）寿量会熊本機能病院
1997 年　熊本機能病院　理学療法課，主任
2000 年　同，課長補佐
2005 年　同，課長
2012 年～　全国回復期リハビリテーション病棟協会，医療安全委員
2013 年　大規模災害リハビリテーション支援関連団体協議会（現：JRAT），災害リハビリテーションコーディネーター
2015～20 年　熊本県災害リハビリテーション推進協議会（KumamotoJRAT）事務局
2016 年　JRAT 熊本地震現地調整本部，部長
2016～18 年　熊本県復興リハビリテーションセンターコーディネーター

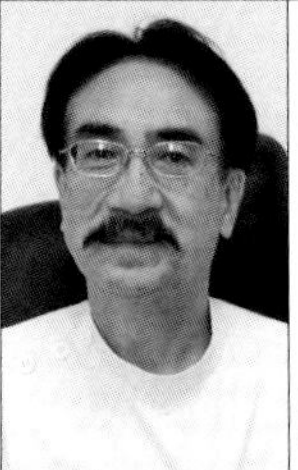
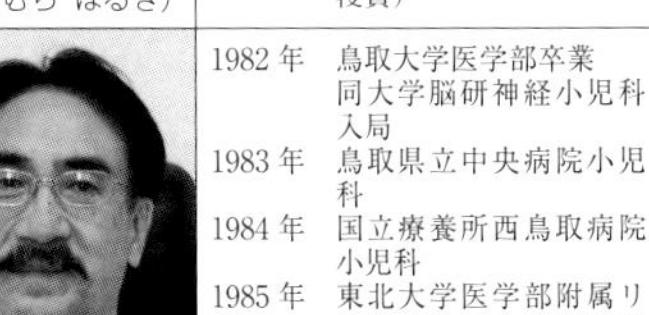

藤田正明
（ふじた まさあき）

1982 年　鳥取大学医学部卒業
　同大学脳研神経小児科入局
1983 年　鳥取県立中央病院小児科
1984 年　国立療養所西鳥取病院小児科
1985 年　東北大学医学部附属リハビリテーション医学研究施設，助手
1994 年　伊予病院
2000 年　同，副院長
2010 年　同，院長

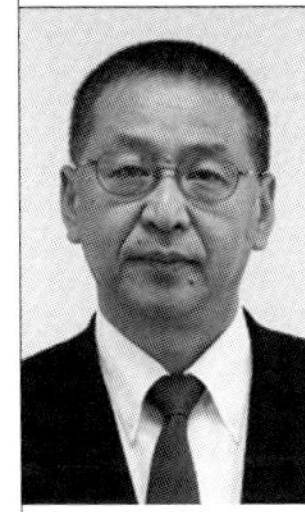

栗原正紀
（くりはら まさき）

1978 年　長崎大学卒業
　同大学脳神経外科入局
1990 年　同，講師
　社会福祉法人十善会病院脳神経外科，部長
1999 年　同病院，副院長
2001 年　近森リハビリテーション病院，院長
2008 年　長崎リハビリテーション病院，理事長・院長
2010 年　日本リハビリテーション病院・施設協会，副会長
2012 年　同，会長
　大規模災害リハビリテーション医療関連団体協議会，代表
2018 年　日本リハビリテーション病院・施設協会，名誉会長
2020 年　一般社団法人是真会長崎リハビリテーション病院，理事長
　一般社団法人日本災害リハビリテーション支援協会，代表理事

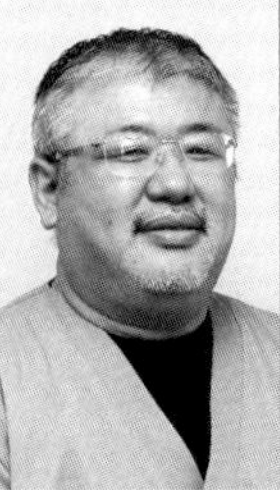

清水康裕
（しみず やすひろ）

1997 年　藤田保健衛生大学卒業
　同大学リハビリテーション医学講座
1999 年　松阪中央総合病院リハビリテーション科，医員
2000 年　浜松市リハビリテーション病院リハビリテーション科，医員
2003 年　藤田保健衛生大学七栗サナトリウムリハビリテーション科，助手
2004 年　輝山会記念病院総合リハビリテーションセンター，センター長
2005 年　藤田保健衛生大学医学部リハビリテーション医学講座，助手
2008 年　同大学坂文種報徳會病院リハビリテーション科，助教
2010 年　静清リハビリテーション病院リハビリテーション科
2011 年　同病院，副院長
　輝山会記念病院リハビリテーション部門，統括部長

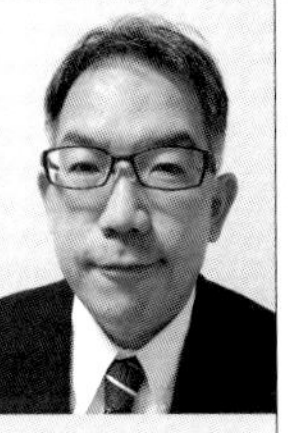

光増　智
（みつます さとる）

1995 年　札幌医科大学卒業
　中村記念病院脳神経外科
2002 年　札幌医科大学リハビリテーション科
2003 年　中村記念病院リハビリテーション科
2004 年　中村記念南病院リハビリテーション科
2005 年　東埼玉病院リハビリテーション科
2006 年　村山医療センターリハビリテーション科
2007 年　中村記念南病院リハビリテーション科
2018 年　同，診療本部長

Contents

大規模災害下での
リハビリテーション支援を考える

編集企画／大阪医科薬科大学准教授　冨岡正雄

Monthly Book
MEDICAL REHABILITATION No. 272/2022. 3 目次

編集主幹／宮野佐年　水間正澄

読んでいただきたい文献紹介

災害時のリハビリテーション支援活動についての文献は，活動報告が多い．臨床医学での症例報告のようなものであり，1例1例の積み重ねが，次の事例に活かされる．そして現場で起こることや，困ることは，地域性や災害の種別によって違うこともあるが，共通することも多い．阪神淡路大震災から現在までの活動報告の1部などを列挙する．

1) 山本克己：阪神淡路大震災 復興への道程と課題．理学療法学，**39**：515-518，2012.
2) 八木範彦：阪神・淡路大震災における兵庫県理学療法士会の活動．理学療法学，**23**：408-411，1996.
3) 住田幹男：災害時のリハビリテーション．リハ医，**34**：320-326，1997.
4) 大川弥生：広域災害における生活不活発病(廃用症候群)対策の重要性．医療，**59**(4)：205-212，2005.
5) 榛沢和彦ほか：災害医療の実情と展望―新潟県中越地震の経験から―新潟中越地震災害医療報告：下肢静脈エコー診療結果，新潟医会誌，**120**(1)：14-20，2006.
6) 上月正博：災害リハビリテーション―東日本大震災被災地での3カ月―．Jpn J Rehabil Med, **48**：576-587, 2011.
7) 大井清文：東日本大震災を経験して．日本転倒予防学会誌 4：7-10，2018.
8) 後藤博音：宮城県気仙沼圏域における東日本大震災後の地域リハビリテーション支援活動．理学療法学，**39**：507-510，2012.
9) 成田徳雄：3. 11 東日本大震災における医療コーディネーターの活動―気仙沼からの報告―．医療の質・安全会誌，**6**：255-257，2011.
10) 森川　明ほか：災害時リハビリテーション支援活動の課題―3つの異なるフェーズでの活動経験から―．理学療法学，**46**：267-274，2019.
11) 大場耕一，寺門　貫：関東・東北豪雨災害における作業療法士の支援活動．作療ジャーナル，**51**：213-217，2017.
12) 三宮克彦：熊本地震における大規模災害リハビリテーション支援関連団体協議会(JRAT)の活動．日転倒予会誌，**4**：19-26，2018.
13) 田代桂一：熊本地震における災害リハビリテーション支援発災から復興へ．J Clin Rehabil, **26**：49-55，2017.
14) 冨岡正雄ほか：JRATの組織化と平時の準備．総合リハ，**46**：991-993，2018.
15) 冨岡正雄ほか：大規模災害における災害時要配慮者への対応―特に身体障がい者への対応について―．総合リハ，**45**(12)：1185-1190，2017.
16) 佐藤　亮ほか：大規模災害リハビリテーション支援チーム本部運営ゲームの開発．総合リハ，**47**：477-481，2019.

(冨岡正雄)

MB Med Reha **No.272**：**1-8**, 2022

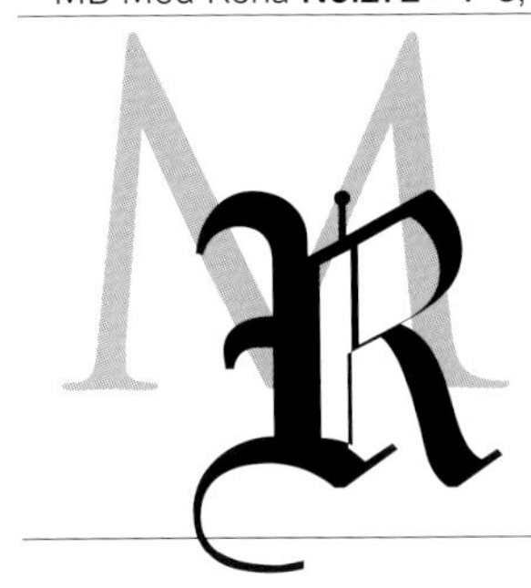

特集／大規模災害下でのリハビリテーション支援を考える

JRAT(日本災害リハビリテーション支援協会)の創設とその意義

栗原正紀*

Abstract　2020年4月日本災害リハビリテーション支援協会が誕生した．本協会は東日本における大規模災害時に結成された東日本大震災リハビリテーション支援関連10団体の経験をもとに組織化された，大規模災害リハビリテーション支援関連団体協議会(JRAT)が母体となって法人化したものである．このことでJRATは“災害時に，被災者・要配慮者の生活不活発病や災害関連死の予防等に対処し，被災者の早期自立生活再建，復興を目指して活動する”災害医療支援組織の1つとして公に名乗りを上げた．

本稿では協会の概要および設立までの経緯を紹介する．そしてJRATに関する重要項目を挙げ解説．さらに局地災害と大規模な広域災害とを比較し，毎年発生する局地災害に対するJRAT活動のあり方を考察する．

平時におけるJRAT活動の一環として，行政・医師会そして他災害支援関連団体との連携強化をはかることはもとより，地域リハビリテーション活動を通して人材育成に努めることを強く期待する．

Key words　災害リハビリテーション(disaster rehabilitation support)，Japan Disaster Rehabilitation Assistance Team；JRAT，地域リハビリテーション(community-based rehabilitation)

はじめに

2020年4月1日JRAT(Japan Disaster Rehabilitation Assistance Team)はそれまでの「大規模災害リハビリテーション支援関連団体協議会」を母体として法人化を達成，それに伴って「一般社団法人日本災害リハビリテーション支援協会」[1]と名称変更を行った．これで任意の団体から脱皮して，正式な法人組織として名乗りを上げた．

そもそもJRATは2011年の東日本大震災時に全国のリハビリテーション関連組織10団体が結束して避難所支援を行ったことに端を発している．

本稿では，協会設立に至るまでの経緯，組織・活動概要を紹介するとともに，JRATの役割・意義などについて考察・整理する．

JRAT法人化(“日本災害リハビリテーション支援協会”創設)に至る経緯

1．東日本大震災から始まった災害時の組織的リハビリテーション支援

1）東日本大震災の特徴

2011年3月11日東日本三陸沖に地震発生，引き続く巨大津波によって東日本太平洋沿岸部の広範囲に及ぶ壊滅的打撃を被った．死者(15,899名)の約90%以上は大津波による溺死で，生存者に外傷が非常に少なかった様相は，阪神・淡路大震災での死亡(6,434名)原因の多くが，家屋の倒壊などによる外傷死であったこととは大きく異なっていた．また被災した東日本のこの一帯は発災前より非常に高齢化率が高く(30%以上)，なおかつ，

* Masaki KURIHARA，〒850-0854 長崎県長崎市銀屋町4-11　一般社団法人是真会長崎リハビリテーション病院，理事長／一般社団法人日本災害リハビリテーション支援協会，代表理事

医療・介護サービスが過疎な地域(殊にリハビリテーション専門職は非常に少ない)であった．このため学校体育館などに開設された避難所は高齢・障害者など要配慮者が多く，過酷な避難生活を余儀なくされた．

2)“東日本大震災リハビリテーション支援関連10団体”発足

東日本大震災によって「高齢・障害者等が避難所で過酷な生活を強いられ，生活不活発病に陥っていることに対して大きな懸念を抱くとともに，何とかしてリハビリテーション支援をすべきだ」という共通認識のもと，“東日本大震災リハビリテーション支援関連10団体(通称：10団体)”が組織化された(【結成】4月13日，【参加団体】日本リハビリテーション医学会，日本理学療法士協会，日本作業療法士協会，日本言語聴覚士協会，日本リハビリテーション病院・施設協会，全国回復期リハビリテーション病棟連絡協議会，全国老人デイ・ケア連絡協議会，全国訪問リハビリテーション研究会，全国地域リハビリテーション支援事業連絡協議会/全国地域リハビリテーション研究会，日本介護支援専門員協会)，【代表】浜村明徳(日本リハビリテーション病院・施設協会会長)，【シンクタンク代表】里宇明元(日本リハビリテーション医学会理事長)，対策本部を初台リハビリテーション病院に設置し，【本部長】石川　誠(全国回復期リハビリテーション病棟連絡協議会会長)，【オブザーバー】厚生労働省老人保健課[団体名や会長名は当時のまま]．

3)リハビリテーション支援チーム東日本へ！

4月25日石巻市におけるリハビリテーション会議に浜村代表が参加し，5月6日より第1陣として熊本機能病院チームが支援活動を開始．さらに6月3日には筆者が本部調整員として気仙沼で宮城県リハビリテーション支援センター長との会議を行い，6月13日より長崎チームを派遣，また6月10日には双葉町リステル猪苗代における支援調整に全国老人デイ・ケア連絡協議会の斉藤正身代表が参加し，6月15日より派遣が開始された．そして9月30日をもってすべての派遣を終了・撤退(派遣期間：148日間，医師，看護，リハビリテーション専門職など延べ派遣人員数：1,218名)となった[2]．

2．“大規模災害リハビリテーション支援関連団体協議会(JRAT)”の発足

2013年7月26日，10団体による東日本大震災支援活動の経験をもとに，日本義肢装具士協会，日本義肢装具学会，日本リハビリテーション工学協会が新たに参加し，来たる災害に対して適時・適切にリハビリテーション支援活動が展開できる体制づくりとして13のリハビリテーション関連団体が加盟した“大規模災害リハビリテーション支援関連団体協議会”が発足(通称，JRAT：Japan Disaster Rehabilitation Assistance Team)．これに伴いDMAT(災害派遣医療チーム：Disaster Medical Assistance Team)，DPAT(災害派遣精神医療チーム：Disaster Psychiatric Assistance Team)および厚生労働省老人保健課などからオブザーバー参加を得ることになった．

1)人材育成と組織化へ

JRAT発足早々に全国47都道府県を4グループに分け，各県から医師やリハビリテーション専門職，看護師，行政職などがチームを構成して参加した研修会を行った．その後，受講者が主体となって都道府県単位でのJRAT組織化を推進していくこととなった(“地域JRAT”組織化の始まり)．

2)日本医師会との連携構築

発足後，日本医師会災害医療チーム(JMAT：Japan Medical Association Team)との強固な連携構築のために日本医師会との話し合いを行い，災害医療支援組織としてJRATはJMAT傘下で活動することになった．そして当時の日本医師会長名で都道県医師会長宛てに「*災害時医療支援活動におけるJMATとJRATの連携推進および地域JRAT設立と育成への支援について*」という文書が発信された(日医発773号(地I224)平成29(2017)年11月10日)．

3)具体的支援活動例

2016年4月14日熊本地方に大地震が発生した(14日に前震，その後4月16日に本震)．JRAT発足後，初めての大規模災害で，速やかに熊本JRAT代表が，県災害対策本部に参加するととも

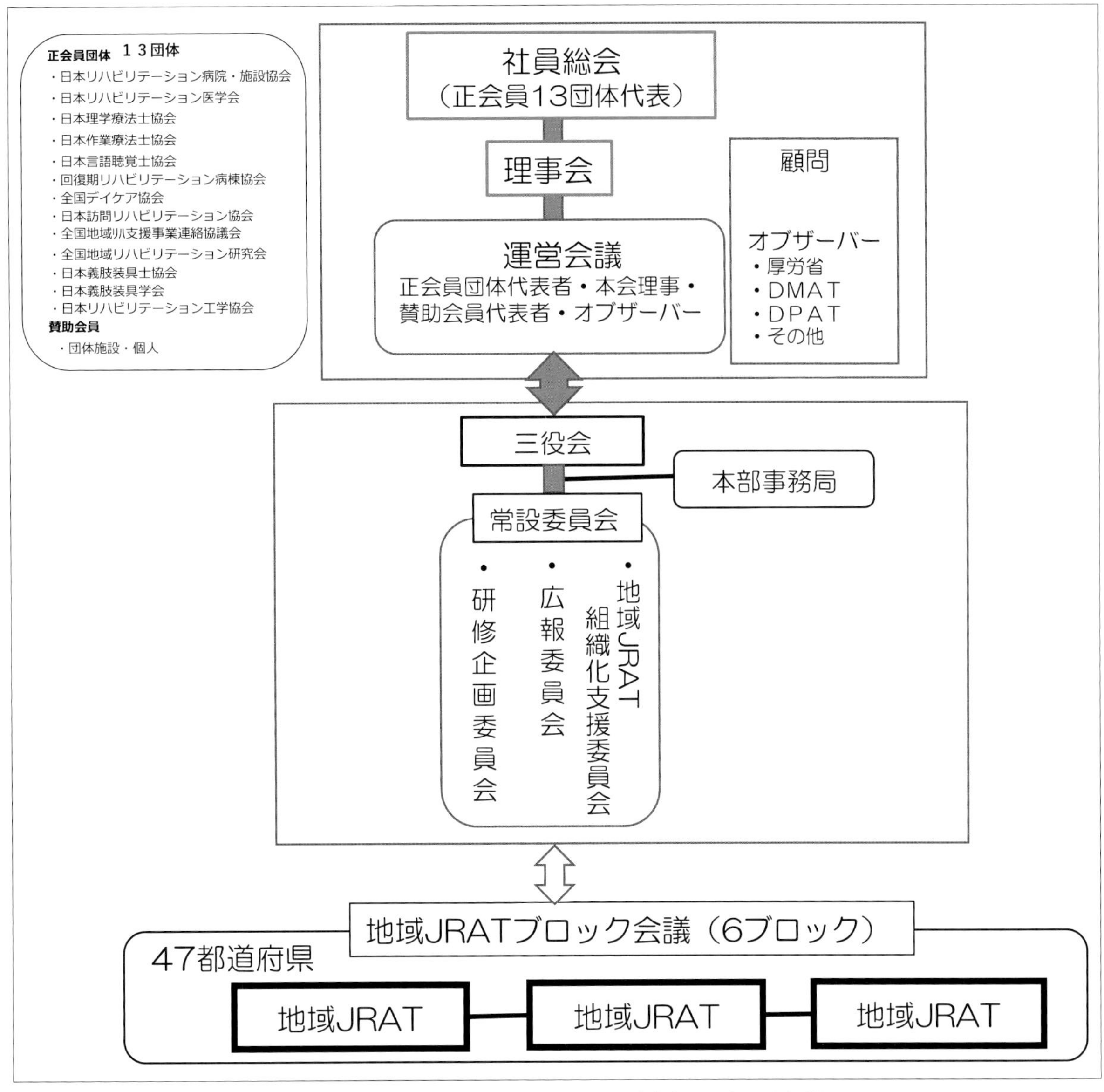

図 1. 日本災害リハビリテーション支援協(JRAT)運営組織図

にJRAT対策本部を熊本機能病院内に設置，全国規模でチーム派遣を展開(4月19日～7月16日まで)，延べ2,931名が支援活動に従事した[3]．

3．“一般社団法人日本災害リハビリテーション支援協会”誕生

JRATは2020年4月1日，“日本災害リハビリテーション支援協会”として法人化した．これによって公に災害リハビリテーション支援活動を展開する災害医療支援団体の1つに加わった．以下に概要を整理する[4]．

1）活動目的

当法人は，「平時から加盟団体が相互に連携し，各地域において地域住民とともに災害に立ち向かう仕組みづくりに寄与すると同時に，発災時には災害リハビリテーション支援チームを発足させ，被災者・要配慮者の生活不活発病や災害関連死などの予防に関する適切な対応を可能とすることで被災者が早期に災害を乗り越え，自立生活を再建，復興できることを目指し，活動する」ことを目的として設立した(定款第3条に明記)．

2）運営組織(図1)

13団体を正会員として，各団体代表理事または会長で構成する社員総会，そして各団体から推薦された代表によって構成する理事会が執行機関として存在し，賛助会員代表やオブザーバー(厚生労働省老人保健課，DMAT，DPAT)なども加わった運営会議にて意見交換を行う．なお常設委員会として研修企画委員会，広報委員会，地域JRAT組織化支援委員会などが存在する．また各都道府県に地域JRATが組織化され，全国を6ブロックに分けることで地域JRAT同士の支援体制・情報交換などの充実をはかることにしている．

3）避難所における具体的支援内容

コロナ禍においては，徹底した感染対策(支援者の感染防御のみならず，被災者の可能な限りの3密の回避，十分な換気，アルコール消毒，マスクの使用など)が前提となる(このため感染防御に必要な支援者用備品を各ブロック単位で備蓄)．

a）避難所環境評価，整備提案：殊に高齢・障害者などに対しての配慮が重要であることは言うまでもなく，段ボールベッドの設営そしてトイレ設定や動線確保，さらには炊事や入浴・洗濯などの場の設定などにも気を配る必要がある．

b）避難所など，要配慮者に関する災害リハビリテーショントリアージ[5]：要配慮者としては高齢者・障害児者のみならず難病者・在宅療養者，さらには妊婦・乳幼児などを視野に入れておく必要がある．主に移動能力を軸に据えた災害リハビリテーショントリアージを用いて評価し，適切な支援を展開する．なお，リハビリテーション医療資材など(福祉機器)の適時・適切な供給を提案していくが，原則として直接的な個別リハビリテーションサービスの提供は行わず，介護支援専門員などとの連携によって速やかに医療や介護保険サービスにつなぐ．

c）生活不活発病対策：障害・高齢者などに関してはリハビリテーショントリアージに基づく評価および適切な支援を展開するとともに，虚弱高齢者(要支援者等)などには介護予防の観点から集団による健康体操指導(自主トレーニング等)なども展開する．その際，元気な高齢者は可能な限り支援者としての役割を担ってもらえるように配慮する．このように避難生活での役割，活動，参加などにつながるような種々の提案が望まれる．

JRATに関する重要項目

1．災害と生活不活発病[6](図2)

災害は突然，家族や近隣の親しい人々の命を奪うとともに，住み慣れた家屋や地域までも破壊し，たとえ命が助かっても被災者は生活の基盤を喪失し，失意の中で先の見えない，不自由な避難所生活を余儀なくされる．このような大きな精神的ストレスを抱き，かつ参加・活動の場・機会を失った状態では，誰しも日常生活機能に大きな変調をきたすであろう．その結果，心身機能も低下し，生活不活発病(廃用症候群)に陥ってしまう．そしてまた慢性疾患の増悪や新たな疾病の併発によって“寝たきり”となり，ついには災害関連死となってしまうであろう．ゆえに，避難所以降の生活においては単なる慢性疾患の継続的治療や新たな疾病の治療のみならず，避難所開設当初から救護とともにリハビリテーションの視点から徹底した生活不活発病対策が必要となる．具体的には心身機能の改善をはかるとともに，たとえ避難所生活という制約された環境であったとしても，活動・参加につなげていくような提案・支援が望まれる．

2．災害関連死とは？

災害発生時に建物の倒壊や大津波などによる災害が直接的原因となって亡くなる「災害直接死」に対して，避難生活以降に災害をきっかけとして起こった疾病によって亡くなることを「災害関連死」といわれ，1995年の阪神・淡路大震災を機に生まれた視点である．

阪神・淡路大震災では921人が，また東日本大震災は3,701人．西日本豪雨災害でも15人が関連死と認定された．また阪神・淡路大震災では避難所でインフルエンザが流行し，肺炎での死者が多く，熊本地震では肺炎や気管支炎，心不全やくも膜下出血が多発，さらに2004年の新潟県中越地震でも車中泊によるエコノミークラス症候群が関連死の原因として問題となった．

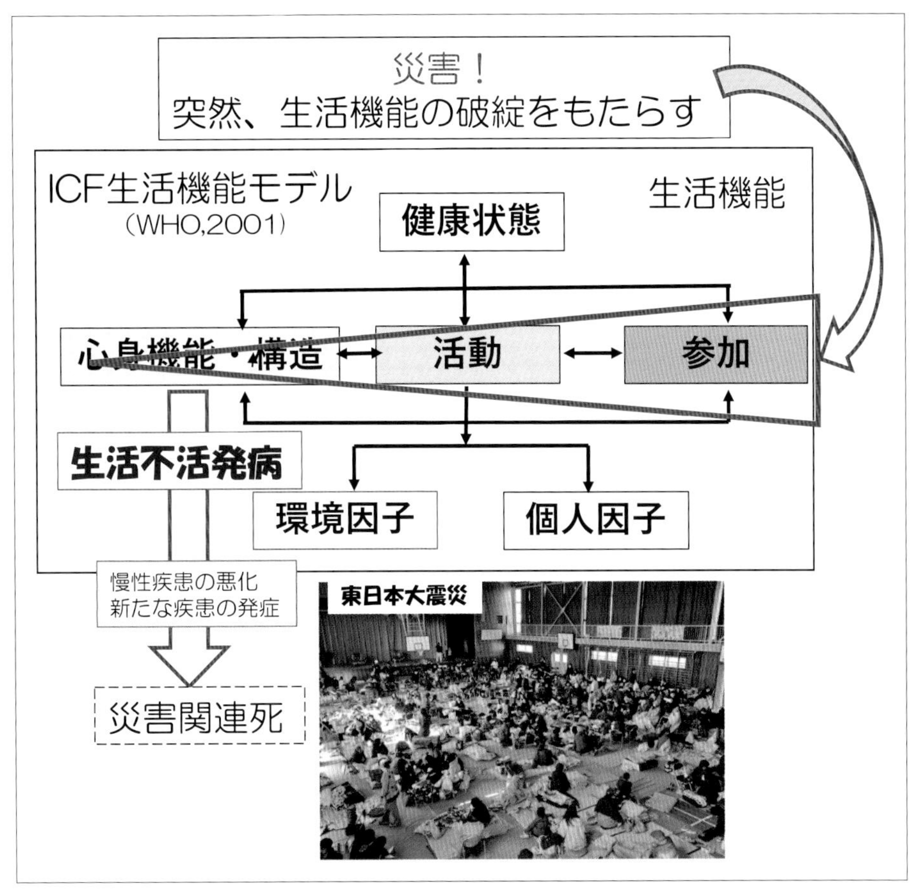

図 2. 災害と生活不活発病の理解のために！

3．“災害リハビリテーション”とは？

JRATでは“災害リハビリテーション”という新たな概念として，「被災者・要配慮者などの生活不活発病や災害関連死などを防ぐためにリハビリテーション医学・医療の視点から関連専門職が組織的に支援を展開することで，被災者・要配慮者などの早期自立生活の再建，復興に資する活動のすべて」と提案・定義した．

4．地域JRATの組織化

地域JRATは，都道府県単位で組織化されたもので，その都道府県を代表して，平時には災害リハビリテーション支援チームの育成，関係各機関・団体との連携強化，および地域住民への教育・啓発など，防災・減災活動に積極的に参画し，発災時には組織的かつ直接的支援を行う核となる．コロナ禍によって他県からの支援が困難な状況を鑑みると，局所災害時には被災県の地域JRATの活動への期待も大きい．

1）地域JRATの成立要件

地域JRATの成立要件としては原則，

① 医師およびリハビリテーション専門職団体が参画していること
② 代表が決まっていること(副代表が存在することが望ましい)
③ 規約があること
④ 事務局が実在すること

以上4項目を満たすことが望まれ，さらに

2）努力目標

努力目標として

⑤ 将来的にはJRATの構成団体を参考に多職種から構成される組織を目指す
⑥ 災害リハビリテーションに関する研修会などの定期的な開催
⑦ 行政および医師会との強固な連携構築(県行政と協定書を交わした地域JRATも存在する)．

などが挙げられる．

(1)	地域 JRAT は発災直後より都道府県災害対策本部または調整会議に参画する．そして速やかに現地 JRAT 対策本部を立ち上げる．
(2)	避難所が開設されたら，支援活動を開始するが，原則として県行政または災害対策本部(調整会議)からの要請・依頼に基づく支援であり，都道府県医師会 JMAT 傘下での活動となる．
(3)	原則，助言はしても，直接的リハビリテーションサービスの提供は控え，速やかに医療や介護保険サービスにつなぐ(介護支援専門員との連携を重視)．
(4)	仮設住宅移行から生活安定時期までを視野に地元の地域リハビリテーション活動などへ速やかに移行し，撤退する．
(5)	避難者の住民力を生かし，役割，活動，参加などを提案していく．

表 1.
支援活動において重視する事項

また，全国を6つのブロックに分け，ブロック内の地域JRAT同士の情報交換や互いの支援策などについても協議していくことになっている．さらに2021年より，地域JRATのさらなる進化を推進していく目的で，常設委員会として「地域JRAT組織化支援委員会」を設け，活発な活動を行っている．

5．RRT(Rapid Response Team)の位置づけ・役割

発災時，JRAT代表の出動要請により，所属する医療機関等管理者の了解のもとで派遣されることを前提として，JRAT研修企画委員会が主催するRRT養成研修を受講し，登録されたリハビリテーション関連職のことである．

主に被災した都道府県の地域JRATの初動や体制づくり，ロジスティクスを支援することを目的に以下のような支援活動を展開する．

① 被災地の地域JRAT本部の立ち上げと運営に寄与
② 被災地の地域JRATとJRAT東京本部との連絡調整
③ 被災状況および避難所についての情報集約
④ その他，被災地の地域JRAT活動に寄与する事項

6．JRAT支援活動指針（支援開始から撤退まで）

JRATはリハビリテーション関連専門の多職種で構成され，組織的にリハビリテーション支援を展開する災害医療支援チームの1つであり，原則，ボランティア活動ではない．

以下，支援活動に際して重視する事項を**表1**に列挙する．

局地災害の特徴と対応について(表2)

昨今は台風や豪雨(線状降水帯)による局地災害が頻発し，もはや，「災害は忘れる間もなく，どこでも起こり得る，目の前の危機」となっている．

そして，たとえ局地災害とはいえ，毎年のように地域JRATが避難所支援に活躍するようになっている．そこで以下に，広域災害と局地災害の特徴を整理した．

1．広域災害

阪神・淡路や東日本，熊本そして今後想定されている東海・東南海・南海などの大地震災害では被災は広範囲で，被害も甚大である．

このような大規模災害時にはDMATやJMATなどの災害医療支援が開始されるが，一方で開設された多くの避難所(主には学校体育館などの一次避難所)には多数の被災者が収容され，長期にわたる避難所生活を余儀なくされる．また近隣の医療・介護施設も被災するために遠方の施設への後送も必要となり，搬送中にも健康被害が進行していくこともある．

このため，このような広域災害の場合には被災都道府県地域JRATの活躍のみでは不十分で，他都道府県からの受援体制を確立しながら，災害対策本部(調整会議)の判断によって，近隣都道府県もしくはブロック単位そして西日本・東日本規模或いは全国規模の支援を依頼することになる．

2．局地災害

土砂災害や河川の氾濫・堤防の決壊などが原因で起こることが多く，災害は市・町内に限局し，近隣の医療・介護施設の被災は少ない．避難所の多くはホテルなどが活用され，通常は発災後1週間以内に集約化がはかられる．避難命令が解除されると若い避難者は被災した自宅の清掃・整備な

表 2．広域災害と局地災害の特徴

広域災害	大規模災害は“忘れた頃にやってくる！”
阪神淡路型	建物倒壊などで外傷多(多発外傷，クラッシュ症候群など)
東日本型	大津波による死者が大半，避難者の外傷は少ない
混合型	想定される東海・東南海・南海地震など
避難者	多数
避難所	学校などの体育館が避難所で多数
避難生活	長期化
医療・介護資源	被災し，提供できるサービスが限定される
局地災害	**豪雨災害などは毎年，“忘れる間もなくやってくる！”**
水害	台風・線状降水帯などによる豪雨(堤防決壊，川の増水，土砂災害など)
豪雪災害	豪雪による孤立化
その他	火山噴火，大火災，爆発，大事故
避難者	昼間少なく，夜多数
避難所	ホテルなどが利用され，急速な集約化で，数も少なくなる
避難生活	約 1 か月を目途に復興に向かう
医療・介護資源	近隣からのサービス提供が可能な場合あり

表 3．地域リハビリテーションと地域包括ケア：見ている世界は同じ！

●地域リハビリテーション定義

障害のある子どもや成人・高齢者とその家族が，住み慣れたところで，一生安全に，その人らしくいきいきとした生活ができるよう，保健・医療・福祉・介護および地域住民を含め生活にかかわるあらゆる人々や機関・組織がリハビリテーションの立場から協力し合って行う活動のすべてを言う．*Social Inclusion*

(日本リハビリテーション病院・施設協会　2016 年改定)

◆地域包括ケアシステム定義

団塊の世代が 75 歳以上となる 2025 年を目途に，重度な要介護状態となっても，住み慣れた地域で，自分らしい暮らしを，人生の最後まで続けることができるよう，住まい・医療・介護・予防・生活支援が一体的に提供される地域包括ケアシステムの構築を実現していく．*共生社会*

(厚生労働省 HP より)

どに向かうため，昼間の避難所には高齢者などの要配慮者が取り残されることもある．またホテルでの避難生活は部屋に閉じこもり，孤立化が起こり得る環境であることも注意が必要である．速やかな医療・介護サービスが必要・適切に提供されるように評価に応じて介護支援専門員(ケアマネジャー)や保健師などとの連携が求められるとともに，介護予防の観点から集団自主トレーニング指導などを行いながら速やかに地域リハビリテーション活動に移行することが望まれる．

最後に：災害リハビリテーション支援は地域リハビリテーションマインドで！(私見)

東日本大震災以降，災害リハビリテーション支援活動を通して筆者が学んだことは，平時から住民同士のつながり・絆が存在する地域では，災害時には住民同士が助け合い，共に安全な避難行動を展開すること，またそのような地域では住民力によって避難所自主運営が実現するということである[7]．互いに支え合う地域づくりを目指すことで，災害レジリエンスの醸成に尽力する地域リハビリテーション活動の重要性を痛感する(災害レジリエンスな地域づくり)．

JRAT 活動は地域包括ケアにも通じる“地域リハビリテーションマインド”が基盤となる(**表 3**)．リハビリテーション関連職が日頃から積極的に地域リハビリテーション活動に参加することを推奨する．地域とのかかわり(例：地域包括支援センターとともにサロンなどへのかかわりや地域自治会・民生員そして地域防災組織などとの関係作りなど)を大切に，地域から多くのことを学び，地域リハビリテーションに資する人材としての活躍を期待したい.

JRAT は発災早期から避難所そして仮設住宅生活までを視野に活動する災害支援組織であり，その活動は広い意味(急性期医療から地域生活支援に至るまで)での『地域リハビリテーション』に包括される[8]ことを強調する.

文　献

1) 一般社団法人日本災害リハビリテーション支援協会 HP〔https://www.jrat.jp/〕
Summary 日本災害リハビリテーション支援協会のホームページ.
2) 東日本大震災リハビリテーション支援関連 10 団体(編)：派遣活動報告書，2012.
Summary 2011 年 3 月 11 日に起こった東日本大震災に対して全国のリハビリテーション関連団体が組織的リハビリテーション支援を展開した活動報告書.
3) 大規模災害リハビリテーション支援関連団体協議会(JRAT)(編)：熊本地震災害リハビリテーション支援報告書，2017.
Summary 2016 年 4 月 14，16 日に発生した熊本大地震に対して全国規模でリハビリテーション支援を展開した報告書(延べ 2,931 名が支援).
4) 栗原正紀：日本災害リハビリテーション支援協会(JRAT)の紹介．総合リハ，**49**(3)：229-235, 2021.
5) 大規模災害リハビリテーション支援関連団体協議会(編)：リハビリテーショントリアージ．災害リハビリテーション標準テキスト，pp. 80-83，医歯薬出版，2018.
Summary 大規模災害リハビリテーションマニュアル(2012 年版)に続く，第 2 弾の災害リハビリテーションに関するテキスト.
6) 大川弥生：「動かない」と人は病む―生活不活発病とは何か，講談社，2013.
Summary 生活不活発病とは何かを一般の人でもわかりやすく整理・解説された本．医療・介護従事者にもおすすめ.
7) 竹沢尚一郎：被災後を生きる―吉里吉里・大槌・釜石奮闘記，中央公論新社，2013.
Summary 東日本大震災後に被災地を訪れ，避難所以降の被災者の生活を調査・分析．地域コミュニティのあり様を解説.
8) 一般社団法人　日本リハビリテーション病院・施設協会：地域包括ケアシステム構築に向けた地域リハビリテーション体制整備マニュアル，2020 年度老人保健健康増進等事業，p. 39，2021.
Summary 災害時における要援護(配慮)者などの支援体制整備や調整などが記載されている.

MB Med Reha No.272：9-14, 2022

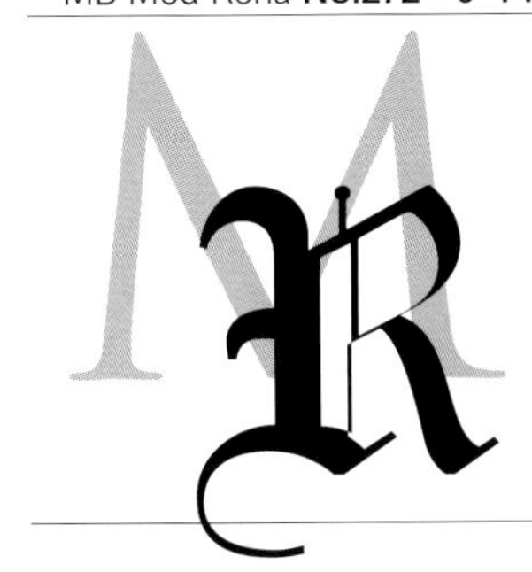

特集／大規模災害下でのリハビリテーション支援を考える

日本災害リハビリテーション支援協会の本部活動について

中村春基*

Abstract　災害支援活動における日本災害リハビリテーション支援協会の本部活動について，平時からの備え，とりわけ，人材育成，組織化，関連団体・機関の連携体制の重要性について述べ，次いで，中央対策本部設置についての環境，必要備品など，本部活動の内容について紹介した．

重要なことは，災害時ロジスティックスに関する知識と技能を持つ者が，中央対策本部立ち上げと初動時の活動において重要な役割を担う．そのための人材育成と登録や県からの依頼書が必須である．また，被災地対策本部，中央対策本部要員の募集，中央対策本部の活動について，1日の流れ，継続性の確保，マッチングにおける配慮事項，災害救助法適用における求償と支弁について概説した．最後に今後の中央対策本部活動についての私見を述べた．

Key words　中央対策本部(central measures department)，災害時ロジスティックス(disaster logistics)，続性の確保(ensuring continuity)

はじめに

日本災害支援リハビリテーション支援協会(JRAT)災害支援活動における，災害時JRAT本部(以下，中央対策本部)の役割，機能は，現地災害支援の後方支援であり，災害の規模にもよるが迅速な本部設置と運営が重要である．

活動内容としては，熊本地震災害リハビリテーション支援報告書[1]の中で近藤国嗣氏は以下の通りとしている．

① 被災地の災害医療対策本部での行政・他の災害医療関連団体との情報伝達と情報共有
② 避難所での活動の役割分担と協働
③ 国レベルでの行政と災害医療関連団体との情報伝達と共有
④ 各災害支援団体が協働するなかでのJRATの位置づけ
⑤ JRAT構成団体内の情報伝達と共有
⑥ 災害リハビリテーションチームの募集と派遣マネジメントなど

本稿では主に②，⑥についての，平時からの備え，中央対策本部設置にあたっての環境整備，活動の内容，災害救助法による求償および弁済について概説する．

Ⅰ．平時からの備え

1．関係団体，自治体との協力体制の構築

平成28(2016)年熊本県地震においては，災害派遣医療チーム(DMAT)下での活動となったが，その背景には，① 平成23(2011)年東日本大震災の教訓を生かして設立された「大規模災害リハビリテーション支援関連団体協議会※1」が設立され，

※1 2020年4月1日より，一般社団法人 日本災害リハビリテーション支援協会に変更

* Haruki NAKAMURA，〒111-0042 東京都台東区寿1-5-9 盛光伸光ビル7F　一般社団法人 日本作業療法士協会，会長／一般社団法人 日本災害リハビリテーション支援協会，事務局長

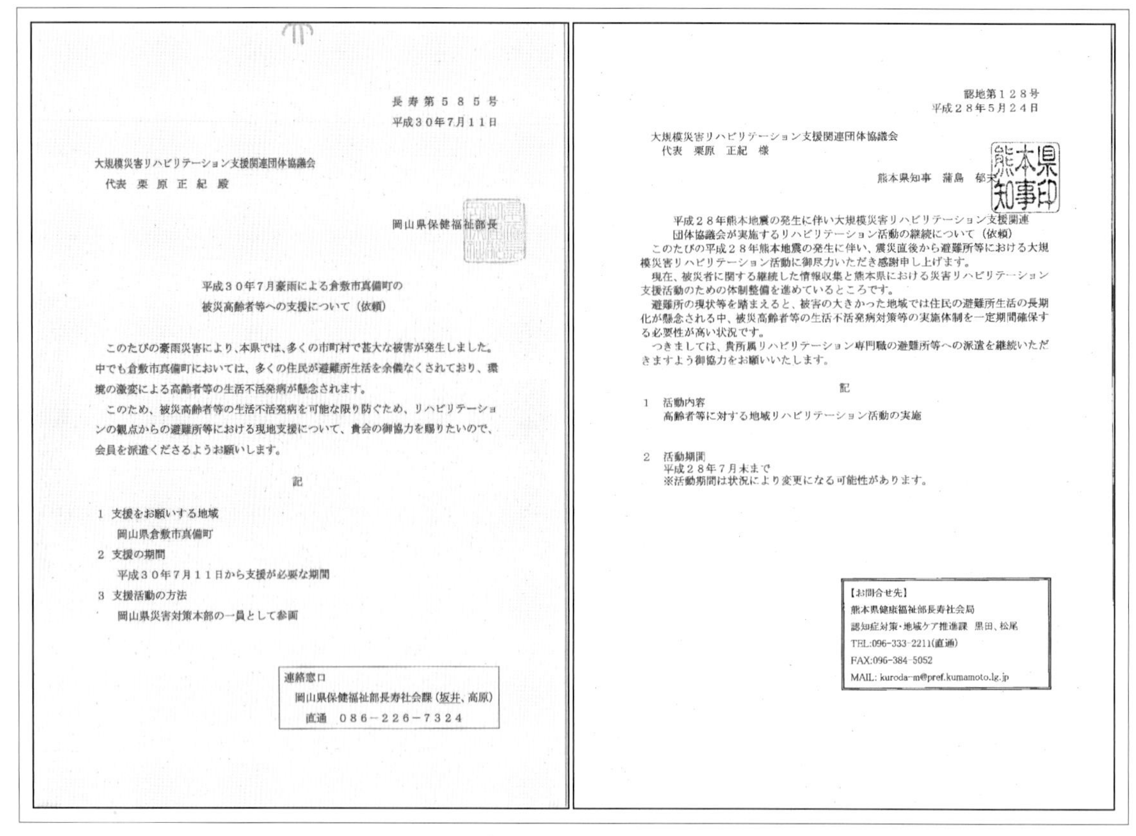

長寿第５８５号
平成３０年7月１１日

大規模災害リハビリテーション支援関連団体協議会
代表 栗原正紀 殿

岡山県保健福祉部長

平成３０年７月豪雨による倉敷市真備町の
被災高齢者等への支援について（依頼）

このたびの豪雨災害により、本県では、多くの市町村で甚大な被害が発生しました。中でも倉敷市真備町においては、多くの住民が避難所生活を余儀なくされており、環境の激変による高齢者等の生活不活発病が懸念されます。

このため、被災高齢者等の生活不活発病を可能な限り防ぐため、リハビリテーションの観点からの避難所等における現地支援について、貴会の御協力を賜りたいので、会員を派遣くださるようお願いします。

記

1 支援をお願いする地域
岡山県倉敷市真備町
2 支援の期間
平成３０年７月１１日から支援が必要な期間
3 支援活動の方法
岡山県災害対策本部の一員として参画

連絡窓口
岡山県保健福祉部長寿社会課（坂井、高原）
直通 ０８６－２２６－７３２４

認地第１２８号
平成２８年５月２４日

大規模災害リハビリテーション支援関連団体協議会
代表 栗原 正紀 様

熊本県知事 蒲島 郁夫

平成２８年熊本地震の発生に伴い大規模災害リハビリテーション支援関連団体協議会が実施するリハビリテーション活動の継続について（依頼）

このたびの平成２８年熊本地震の発生に伴い、震災直後から避難所等における大規模災害リハビリテーション活動に御尽力いただき感謝申し上げます。

現在、被災者に関する継続した情報収集と熊本県における災害リハビリテーション支援活動のための体制整備を進めているところです。

避難所の現状等を踏まえると、被害の大きかった地域では住民の避難所生活の長期化が懸念される中、被災高齢者等の生活不活発病対策等の実施体制を一定期間確保する必要性が高い状況です。

つきましては、貴所属リハビリテーション専門職の避難所等への派遣を継続いただきますよう御協力をお願いいたします。

記

1 活動内容
高齢者等に対する地域リハビリテーション活動の実施

2 活動期間
平成２８年７月末まで
※活動期間は状況により変更になる可能性があります。

【お問合せ先】
熊本県健康福祉部長寿社会局
認知症対策・地域ケア推進課 黒田、松尾
TEL:096-333-2211(直通)
FAX:096-384-5052
MAIL: kuroda-m@pref.kumamoto.lg.jp

図 1. 熊本県，岡山県の依頼状

団体としての活動基盤が整備されたこと．② 平時から医師会との関係づくりがあったこと．③ 県より「平成 28(2016) 年度熊本地震の発生に伴い大規模災害リハビリテーション支援関連団体が実施するリハビリテーション活動の継続について(依頼)」が発出されたことが挙げられ，これらの取り組みなしでは実現しなかった活動である．

平成 30(2018) 年 7 月豪雨災害における岡山県豪雨災害支援においては，県が「平成 30(2018) 年 7 月豪雨による倉敷市真備町の被災者高齢者等への支援について(依頼)」を発出しそれに基づき活動が行われた(**図 1**)．また，愛媛県では，県と愛媛 JRAT との協定に基づき支援が行われた．一方，広島県においては，避難所支援活動が広島 JRAT と広域・公衆衛生チームに二分され，結果として中央対策本部からの支援は行われなかった．しかし，事後の取りまとめにおいて支援の必要性が指摘された．

これらから，平時からの各団体間の情報交換はもとより，自治体の JRAT 活動に関する理解と協定書の締結は必須である．また，広島県の事例は，都道府県単位での支援に加え，局地的な支援についても準備しておくことの必要性を示している．加えて，受援のタイミング，初動体制についてあらかじめ検討，準備しておくことが必要である．

2．災害時ロジスティックに関する講習会への参加促進と登録

中央対策本部および被災地対策本部の運営にあたっては，災害時ロジスティックについての知識と技術を備えた人材が必須である．それは，岡山県「平成 30(2018) 年 7 月豪雨災害」報告書[2]に切々と述べれられており，是非ご参照願いたい．

これらの人材育成は，JRAT の Rapid Response Team(RRT) 養成講習会，構成団体および公益財団法人国際医療技術推進財団などで実施されている．日本理学療法士協会(以下，PT 協会)，日本作業療法士協会(以下，OT 協会)，日本言語聴覚士協会(以下，ST 協会)においては，講習会受講者の名簿が管理されており，中央対策本部要員募集は，3 団体の事務局に依頼している．これに加

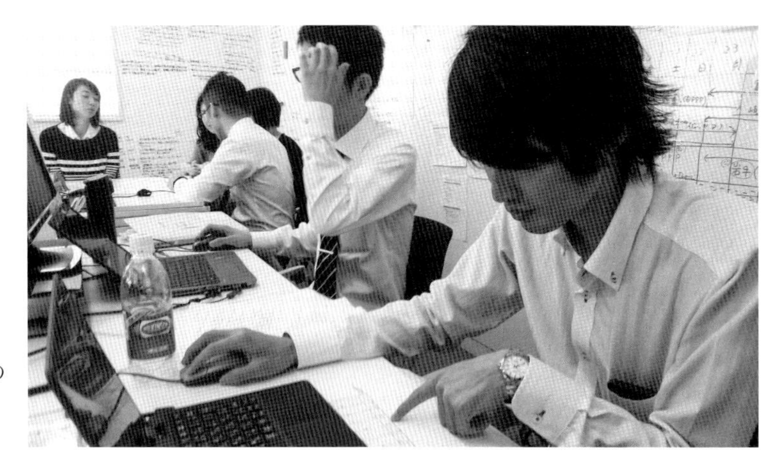

図 2.
平成28(2016)年熊本地震の中央対策本部の様子

えて，RRTでは，隊員間のラインワークスでの情報網が運用されており，代表の指示で迅速に動ける体制にある．いずれにしても災害支援，受援の入り口の整備にかかわる人材の育成は急務である．

Ⅱ．中央対策本部活動について

1．中央対策本部の設置

平成28(2016)年熊本地震における中央対策本部設置の経過は「熊本地震災害リハビリテーション支援報告書」において近藤国嗣氏が詳しく述べている[1]．また，平成30(2018)年7月豪雨災害においては，岡山県「平成30(2018)年7月豪雨災害」報告書において，受援のタイミングと災害時ロジスティックの知識を持ち，経験ある人材の関与がいかに重要か述べている[2]．

中央対策本部開設場所については，過去3回の設置においては，PT協会，OT協会で担ったが，今後は，JRATの事務所がその拠点として活用されると思われる．なお，中央対策本部が設置されるまでの期間の情報収集，整理，発信は，随時JRAT事務局が行うことになる．安定的な中央対策本部運営までには過去の経験から1週間程度の時間は要する．

2．初動時の環境整備

最低5名程度の人員が活動できる広さで，給湯設備，休憩場所，電源の確保，施錠管理ができる部屋の確保，専用電話(可能なら2回線)，机，クロノロジーを確認できる環境(壁やホワイトボード，ライティングシート)，パソコン4台以上，プリンター(Faxも含む)，文房具などの準備が必要である．また，交通機関の利便性も重要である．図2に熊本地震の際のPT協会の本部の様子を示す．

3．避難所支援要員および被災地対策本部，中央対策本部要員の募集

1）条件の確認

派遣人員数，活動場所，集合場所，活動期間，連絡先，宿泊・交通事情，急車両や交通規制対象除外車両についての情報，持参品，その他注意事項などを確認する．

2）要員の募集について

a）募集対象地域：募集地域については，JRAT三役の協議によって決定される．熊本地震では九州，四国，関西地域中心に全国から，西日本豪雨では，九州，近畿地域からの募集を行った．

令和元(2019)年台風19号豪雨災害では，甲信越，東北各地に甚大な被害を及ぼした．募集は中部以北の各地域JRATに行った．宮城県，福島県の被災地支援においては，東北ブロックの事前の確認事項に基づき，山形県JRATからの支援が独自に行われた．今後はこのように中央対策本部を介さず，ブロック内での支援が進むと思われる．

b）派遣募集票の内容

(1) 避難所支援要員の募集

上記1)の募集条件のもと，募集該当地域のJRATに派遣依頼を発出する．返信に際しての記入事項は，チーム名，チームリーダー氏名，チームメンバー氏名，職種，勤務先住所，所属長名，勤務先電話番号，個人携帯番号，個人メールアドレス，派遣期間の記入を必須とした．これらの項

目は，上長への派遣依頼書，本人への連絡，災害救助法での求償の手続きなどで必要であり，確実に情報を管理しておく必要がある．募集は電話，Fax，メール，グーグルフォームを活用したが，今後はより便利なツールの運用についても決めておくことが必要である．

(2) 被災地対策本部要員の募集

被災地対策本部は，災害ロジスティックを理解した活動が求められる．したがって，これらに関する知識，経験のある人材に募集を行った．具体的には，PT，OT，STの各協会でこれらに関する講習会受講者の名簿が管理されており，各協会宛に依頼を行った．依頼内容は上記1)，記載項目は上記(1)に準ずる．

(3) 中央対策本部要員の募集

構成団体に派遣依頼を行い東京近郊からそれぞれ派遣いただいた．

派遣にあたっての旅費などは各団体の取り扱いとさせていただいている．派遣要員を職種別にみると，熊本地震では本部長にリハビリテーション医学会から，クロノロジー作成，記録，その他の要員として各構成団体から派遣いただき，職種としてはPT，OT，STの派遣が多かった．人員が揃わないときは，PT協会およびOT協会から事務員の支援をいただいた．

4．中央対策本部の活動

1）1日の流れ

8時30分集合，当日の隊員の自己紹介，ブリーフィング(to do listの確認，役割分担など)．その後，募集書類作成，マッチング，派遣依頼書作成・発送・整理，電話対応，クロノロジーの作成，活動報告の作成，連絡・調整など，各持ち場で作業の遂行となる．多くがワード，エクセルで処理されるのでこれらの操作知識は必須である．終了時は1日の活動報告，明日の活動予定，クロノロジーを確認，関係機関に配信して終了となる．終了時刻は被災地対策本部との最終確認時刻にもよるが，通常，午後9時頃，遅いときは午後11時を過ぎることもあった．なお，文献2)の36項以降に資料が掲載され，本部運用の具体例などが紹介されている．本部運用においては，これらの現地の本部，避難所支援隊の活動を理解しておくことが重要である．

2）継続性の確保

中央対策本部は本部長の指揮のもと運用されるが，日替わりでの運用となるため引き継ぎが重要となる．引き継ぎノート，明日のto do listの作成に加え，パソコンのパスワード，ファイルの内容，過去の発出文章例，電話対応の注意事項，緊急時の連絡先等々必要に応じてマニュアルを作成する．

加えて，人員のマッチングは重なりができるよう調整する．どうしても重なりができない場合，経験のある人へのスポット依頼やPT・OT協会事務員の支援を得るなど臨機応変な対応が必要となる．**図3**は熊本地震での避難所支援チームのマッチング表であるが，重なりを確保した人員配置であることがわかる．

繰り返しになるが，注意することは，被災地対策本部の活動内容を中央対策本部も理解しておくことである．本頁の「1)1日の流れ」と「2)継続性の確保」にある通り，被災地対策本部は本部運営の経験もなく，また，災害時ロジスティックの知識もないなかで孤軍奮闘している状況である．それらを踏まえて，派遣要員の数や環境など，ソフト面での助言は必要と思われる．

最後にミスが出ないよう，組織的に運営するのであるが，残念ながら連絡の遅れ，伝達のミス，文書の間違いなど様々な事象が発生するのも事実である．その都度マニュアルの改編で対応するのだが，初めて出会う人々での取り組みであり，ミスを責めるのでなく，それをカバーするチームワークが重要である．そのような意味において，本部運営のメンバーには柔軟性とチームワークの資質が必要である．

5．マッチングにおける配慮事項

まず，災害時ロジスティックの講習を受け，できたら，そのアドバンスコースを受講した者に依

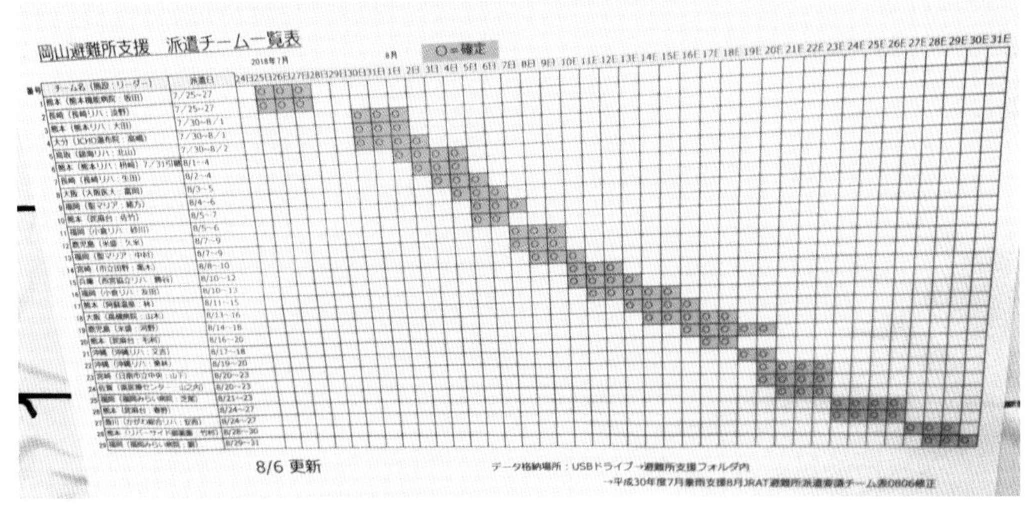

図 3. 避難所支援チーム　マッチング表

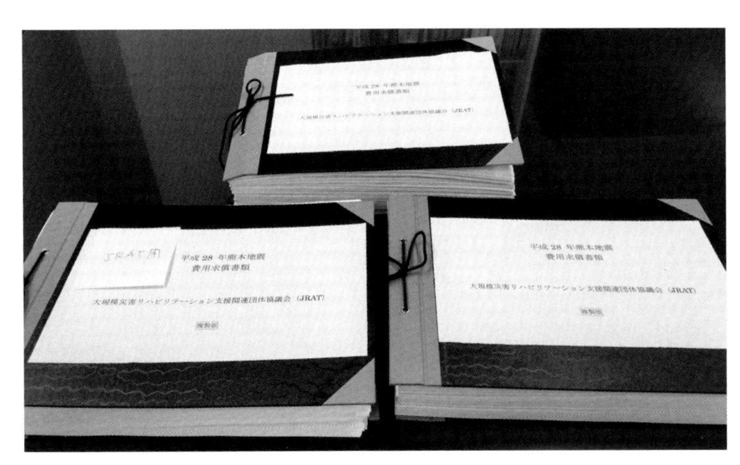

図 4. 熊本地震支援における災害救助法による求償のための資料

頼をする．また，平成 28(2016)年熊本地震，平成30(2018)年 7 月豪雨災害，令和元(2019)年台風 19 号豪雨災害などにおける本部運営経験者も貴重な人材である．いずれにしても，構成団体への依頼であるため，各団体はそれに対応すべく人材の登録などが必要である．マッチングはすでに述べたように，引き継ぎを考慮し重なりを持ったマッチングを行う．

6．災害救助法適用における求償と支弁について

平成28(2016)年度熊本地震，平成28(2016)年度 7 月豪雨災害の JRAT の活動において，何回も述べているが，県からの依頼書をもとに災害救助法が適用され，それぞれ支弁された．適法範囲は，旅費，宿泊費，日当である．なお，平成 28(2016)年熊本地震においては日当の請求は行わなかった．

求償にあたっての必要資料として，上記についての領収書は必須である．派遣依頼時に領収書の保管は特にお願いしたところである．また，支援に関する保険は，県，医師会が行った．**図 4** は平成 28(2016)年熊本地震における求償書類の綴りである．この作業を中央対策本部は担っており，平成 28(2016)年熊本地震では 1 年半後，平成 30(2018)年 7 月豪雨では 6 か月間ほどその残務にかかわり，最終的には個々の振込口座に入金し終了となった．

また，平成 28(2016)年熊本地震支援においては，災害救助法の医療資材の中にリハビリテー

ション資材を加えていただき，介護保険利用者には災害救助法から給付され，取り扱い業者との残務整理を行った．

7．今後の中央対策本部活動について

過去3回の中央対策本部活動において，現場の様子がわからないこともあり，また，被災地対策本部の負荷を軽減させるため連絡は必要最低限にした．しかし，前述の通り各報告書を精査するともう少し密な連携が必要であったと感じる．今後はWebの活用により，例えばブリーフィングを共有するなど，被災地と中央対策本部が臨場感を持って情報を共有し，一部，被災地対策本部の業務を肩代わりするなど，被災地支援がより充実したものになるよう努力が必要である．

以上，中央対策本部活動について概説したが，被災地の災害医療対策本部での行政・他の災害医療関連団体との情報伝達と情報共有，国レベルでの行政と災害医療関連団体との情報伝達と共有，JRAT構成団体内での情報伝達など，本部活動は多岐にわたっていることをご理解いただければ幸いである．

文　献

1）大規模災害リハビリテーション支援関連団体協議会：熊本地震災害リハビリテーション支援報告書，pp. 7-10，2017.
2）岡山県大規模災害リハビリテーション支援関連団体協議会：岡山県「平成30年7月豪雨災害」報告書，pp. 7-25，2019.

MB Med Reha **No.272**：**15–21**, 2022

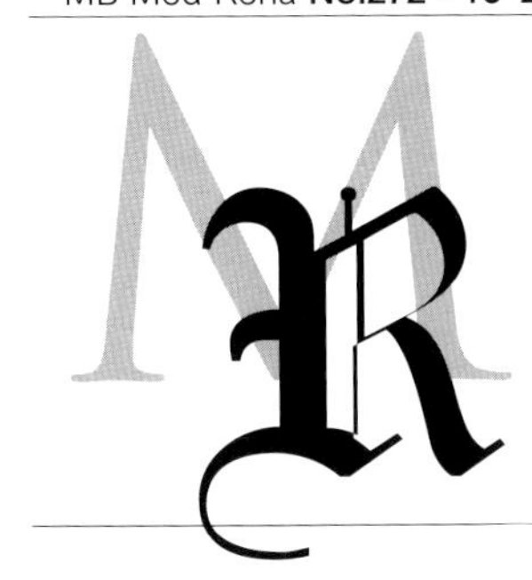

特集／大規模災害下でのリハビリテーション支援を考える

平成28年熊本地震におけるJRATの活動について

三宮克彦*

Abstract　平成28(2016)年熊本地震の発災から5年が経過した．本災害は，東日本大震災後の災害としては，避難者が熊本県だけで最大で183,882名を数えたJRATの組織化後，初めて全国規模の支援となった大規模災害である．当時の筆者の体験において，安全第一とはいえ，被災混乱期には二次災害を念頭に置く必要性を感じた．このことが初期のリハビリテーション支援体制構築が困難だったこと，東京本部からの支援が大変有効だったことなどを振り返り，被災地の遠隔でも被災混乱期から支援する手段とその必要性を紹介する．災害時の医療支援においては，救命救急活動に必要なCSCATTTの概念は重要である．リハビリテーション支援においては，発災後の期間に応じたリハビリテーション的思考での優先順が存在し，その判断にはICFの概念に基づく判断が必要であり，そして撤退時には，被災地域の事情に合わせた平時の体制にスムースに移行・撤退するCSCARICを提案した．

Key words　平成28年熊本地震(The 2016 Kumamoto earthquake)，一般社団法人日本災害リハビリテーション支援協会(Japan Disaster Rehabilitation Assistance Team；JRAT)，熊本県復興リハビリテーションセンター(Kumamoto Disaster Rehabilitation Team；KDRT)，本部業務(headquarters management)

はじめに

平成28(2016)年熊本地震の発災から間もなく5年半が経過しようとしている．本災害は，一般社団法人日本災害リハビリテーション支援協会(Japan Disaster Rehabilitation Assistance Team；JRAT)が組織化されて，初めて全国規模の支援を行うことになった災害である[1)2)]．JRAT東京本部で差配された全国のJRAT隊員は，4月中旬の発災後，避難所支援から仮設住宅支援移行期までの約3か月間活動し，その後は熊本県と熊本県医師会および関連職団体から組織される，熊本県復興リハビリテーションセンター(Kumamoto Disaster Rehabilitation Team；KDRT)に引き継いだ[2)]．同センターは，2018年3月末まで仮設住宅団地に対する支援を行い，その後は被災地域の地域リハビリテーション広域支援センターが平時の介護予防事業に近い形で引き続き支援を行っている[3)]．

熊本県の災害リハビリテーションの組織である熊本県災害リハビリテーション推進協議会(熊本JRAT)は，2015年7月に地域JRATとして発足した．参加施設は県内38の医療機関・介護老人保健施設などのリハビリテーション関連施設であり，発足時の講演会と12月に研修会を行った．年度が変わり，研修などの活動計画を立てている矢先に熊本地震が発災した．組織化されたとはいえ，大規模災害に対する支援や受援体制が整っているとは言い難い状況であった．

本稿では被災地住民で医療機関職員である筆者

* Katsuhiko SANNOMIYA，〒860-8518 熊本県熊本市北区山室6-8-1　熊本機能病院理学療法課，課長

の発災時の経験と，JRATによるリハビリテーション支援の本部調整業務を中心に当時の課題を振り返る．熊本地震後，全国のどこかで毎年のように災害が発生し，JRATの活動はそのたびに洗練されていると認識しているが，今後の災害時の活動に向け，少しでも参考になれば幸いである．

発災時の状況・JRAT活動の初動

平成28(2016)年4月14日21時24分，熊本県益城町を震源とした震度7の地震(前震)が発生した．地面から突き上げるような大きな衝撃の後，大きな横揺れがしばらく続いた．天井と壁が大きくひずみテーブルにしがみついているのがやっとだった．家族の安否を確認し，職場に急いだ．100名ほどのスタッフがすでに集合しており，余震が続くなか，患者の安全を確保する活動を徹夜で行った．

4月15日，熊本県災害リハビリテーション推進協議会(熊本JRAT)の立ち上げに尽力された熊本リハビリテーション病院の副院長でありリハビリテーション科医師，故山鹿眞紀夫先生の指示で，JRAT熊本協力施設36施設の被害状況と，近日中に被災地避難所へのリハビリテーション支援の可否についてメールで確認した．その段階では，当院も含め18施設からすぐにでも支援可能と返信を受けた．その後，山鹿先生を筆頭に3名で益城町へ出向き，DMATや日本赤十字社の医療支援チームなどへの挨拶と現状把握に努めた．その時点では，益城町がある上益城郡の熊本地域リハビリテーション広域支援センター熊本回生会病院を中心にJRAT熊本協力施設が交代で避難所支援が可能と判断された．同時間帯にJRAT東京本部が立ち上がったことを東京本部長の近藤国嗣先生より連絡を受けた．熊本現地本部を暫定的に熊本機能病院として，本災害の避難所支援は県内施設で可能と考えている旨を報告した．避難所と避難者数は，15日5：00時点で505か所44,449名だったものが15：00時点は375か所，7,262名，余震の減少などもあり，このまま避難者は減少すると予測された．長い1日だったが，「ここを乗り切れたので何とかなる」の思いで深夜帰路に就いた．

本震後の混乱

4月16日未明，床について眠りに入ったのも束の間，大きな振動(本震)に目が覚めた．本震後は余震が長く続き，夢の中にいるようだった．前夜と同様，職場に急いだ．入院患者をベッドのマットレスごと建物内の安全な場所へ移動し，ケアが継続できる体制を確保した．病院ロビーには地域住民400人以上の避難を受け入れ，会議室を自宅に帰れないスタッフの避難所にするなど，集まった職員で最善と思われる対応を試みた．

この本震により当院も含め，熊本市内周辺のリハビリテーション中核病院のほとんどが大きなダメージを受け，県内施設のみでのリハビリテーション支援は不可能と判断し全国からの支援を要請した．15日時点で，県内施設での支援意向を報告したにもかかわらず，東京本部では派遣準備が進められており，16日夕方には先遣隊(宮崎・鹿児島)が，その後ロジスティクス要員として東京本部から2名の早期派遣がなされたのは心強かった．しかし，熊本機能病院の当時のリハビリテーションセンター内に設けた本部はメディアやインターネットなど，情報収集するツールがほとんどなく，これらを整えるのに20日までの4日間を要した．この間も少ない人員で避難所情報収集などを行ったが，全体が見えないなかでは大海の一滴でしかなかった．避難所と避難者数は，17日朝時点で855か所，183,882名と集計されている(**表1，2**)[4)5)]．

熊本地震時のJRATの組織体制と対応

基本的にすべてのJRAT隊員はJRAT東京本部で統括し，JMAT登録の後現地に派遣された．隊員はJRAT熊本活動本部を拠点として，被災地への直接支援を行った(**図1**)．

東京本部業務は，① 派遣チームの募集(東京本部・熊本本部を含む)，② 派遣依頼など文書作成・

表 1.
熊本地震の地震活動

【震度 6 弱以上の地震】			【震度 4 以上の地震の発生】	
4 月 14 日	21：26	震度 7	4 月 14 日～4 月 30 日	120 回
	22：07	震度 6 弱	5 月 1 日～5 月 31 日	8 回
15 日	0：03	震度 6 強	6 月 1 日～6 月 30 日	5 回
16 日	1：25	震度 7	7 月 1 日～	9 回
	1：45	震度 6 弱		
	3：55	震度 6 強	【震度 1 以上の地震の発生】	
	9：48	震度 6 弱	4,296 回発生	

平成 28(2016)年 4 月 14 日 21 時 26 分～平成 29(2017)年 4 月 13 日
(気象庁)

表 2.
人・住宅被害人・住宅被害人・住宅被害
(熊本県：2021 年 7 月 13 日現在)

死者 273 名	
・警察が検視により確認している死者数	50 名
・災害による負傷の悪化または避難生活などにおける身体的負担による死者数	218 名
・6 月 19 日から 6 月 25 日豪雨による熊本地震との関連が認められた死者数	5 名
重軽症者 2,736 名	
避難所避難者 最大 183,882 名 (4 月 17 日，855 箇所，11 月 18 日全閉鎖)	
住宅 全壊 8,642 棟	
半壊 34,389 棟	
一部 155,216 棟	

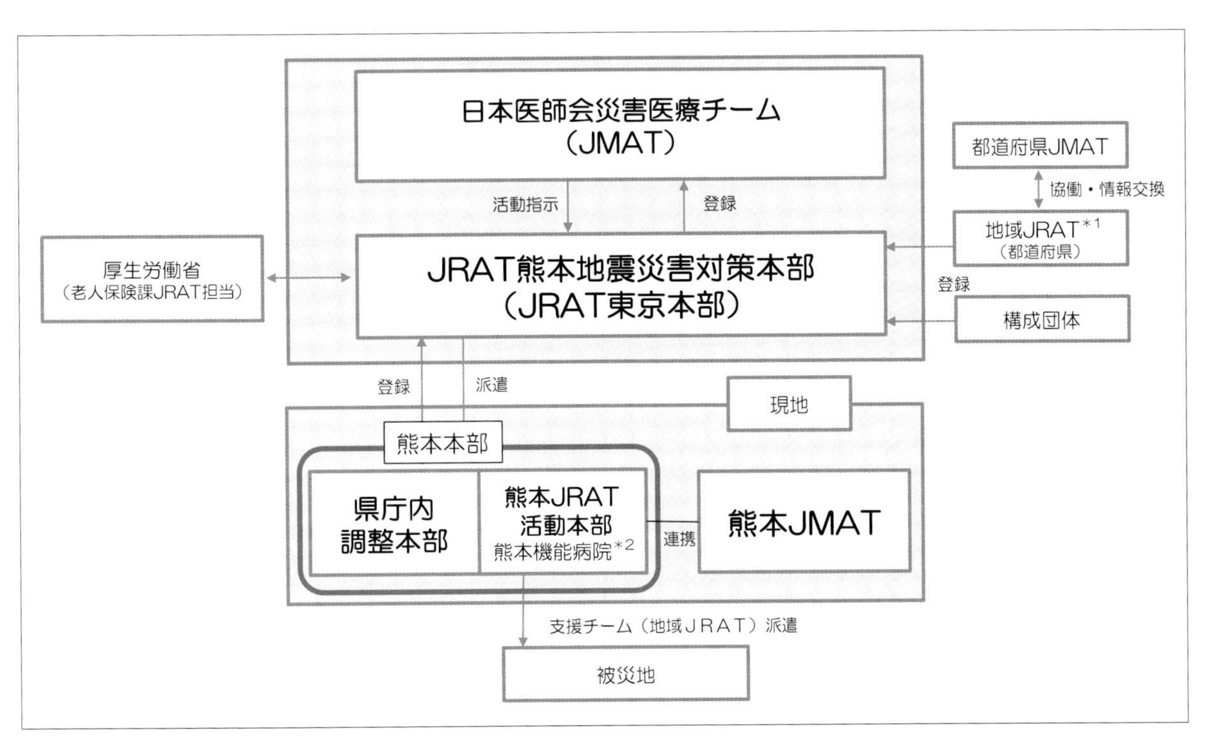

*1 地域 JRAT：都道府県 JRAT の総称
*2 熊本 JRAT 活動本部は 5 月 29 日から被災地に近距離の熊本リハビリテーション病院へ本部移転した.

図 1. 平成 28(2016)年熊本地震支援 JRAT 組織体制と派遣スキーム
(JRAT 東京本部厚生労働省報告資料より一部改変)
JRAT 東京本部，熊本本部，支援チームは，構成団体または地域 JRAT に所属する施設からの派遣により人材確保して運営した.

表 3. 熊本地震時のJRAT活動のまとめ(2016年4月15日〜7月16日)

1) 活動隊延べ数:554隊,
2) 避難所支援者延べ人数 1,774名 Dr:354名, PT:832名, OT:373名, ST:122名, Ns:86名, その他:7名
3) 現地ロジスティクス延べ人数:765名
4) 東京ロジスティクス延べ人数:346名
5) 避難所訪問延べ回数:1,891回

発送, ③ JMATへの登録, ④ 基本マニュアル作成, ⑤ ビブス手配, ⑥ 公報などをお願いした.

熊本県庁内調整本部は, ① 行政・他団体などとの情報共有・連絡調整, ② 医療救護調整本部会議などへの出席, ③ 活動本部を通し支援隊への指示, ④ 福祉用具業者との調整, ⑤ 他団体との調整のなかで突発的に起こる調整業務を担当した. 詳細は後に記す.

熊本活動本部は, ① 被災地への支援チームの調整, ② 支援マニュアル作成, ③ 支援チーム間の情報共有, ④ 宿泊調整, ⑤ 備品の手配などを担当した. 発災当初, 被災地に近い熊本市はライフラインが寸断され, ホテル・旅館などの宿泊施設を手配することは困難だった. 派遣隊は基本的に活動本部である熊本機能病院, 5月29日からは避難所などにより近距離の熊本リハビリテーション病院にキャンプ用マットや患者用の余剰マットレスなどを利用し宿泊と自給生活をお願いした. 現地での活動に関する判断は山鹿温泉リハビリテーション病院の田代桂一先生が現地統括本部長として指示された. 避難所などでの活動は1チーム3〜4名の構成で, 医師・理学療法士・作業療法士・言語聴覚士を中心に42県から1,774名を動員, 活動のピークは5月10日の13隊だった. 業務調整員は東京本部346名, 熊本本部765名を動員した(**表3**).

5月連休明け頃から熊本県内の医療施設や介護保険サービスなどが復旧しはじめ, 適宜, 地元のサービスや地域リハビリテーション広域支援センターへの引き継ぎを行った. 全国からの支援を徐々に減少させながら7月4日の鳥取隊を最後に熊本JRATのみでの活動へ移行, その後は避難所の縮小に合わせてさらに活動を縮小し, 7月16日でJRATとしてのリハビリテーション支援活動は終了, KDRTへ業務を移行した[2)3)].

熊本県医療救護調整本部の体制と業務

4月21日, 熊本県庁内に熊本県医療救護調整本部(県調整本部)が設置された. 本災害においては, 隣県にも及ぶ熊本県中央部の広い範囲の災害であったことから, 県調整本部の配下に各保健所圏域での調整本部が配置された(**図2**). JRATは県調整本部や他の支援団体などとのリエゾンとしてJRAT県庁内調整本部を配した. また, JMATと本部内でテーブルを同じくし, 情報共有と円滑な傘下活動をはかった. 県調整本部内では, 各支援団体の専門性に合わせて, 災害医療コーディネーターから支援依頼がなされた(**図3**).

JRAT県庁内調整本部での主な業務は, 被災混乱期は避難所や車中泊の避難者への弾性包帯配付・指導, 生活不活発対策(集団指導・個別指導), 褥瘡予防マットレスの配付, 福祉用具の避難所・個人への貸与, 福祉避難所入所基準を, 応急・修復期以降は仮設住宅期トレーラーハウスの使用可能性の検討, 仮設住宅改修に関するスキーム作成, 改修指導などを差配した. 県調整本部は6月4日で閉鎖され, その後は被害が1番大きかった, 上益城郡圏域災害保健医療益城調整本部配下の益城町役場避難所支援チーム内にJRAT調整本部を移動し活動を続けた[6)7)].

当時, 他の支援団体のJRATに対する知名度や災害リハビリテーション支援についての認識は高いとはいえなかった. 理解を得るために, 活動当初の会議体や避難所などの巡回時は, JRAT宮崎が作成・持参したA4版1枚の説明図(**図4**)を配布し啓発を頻繁に行った.

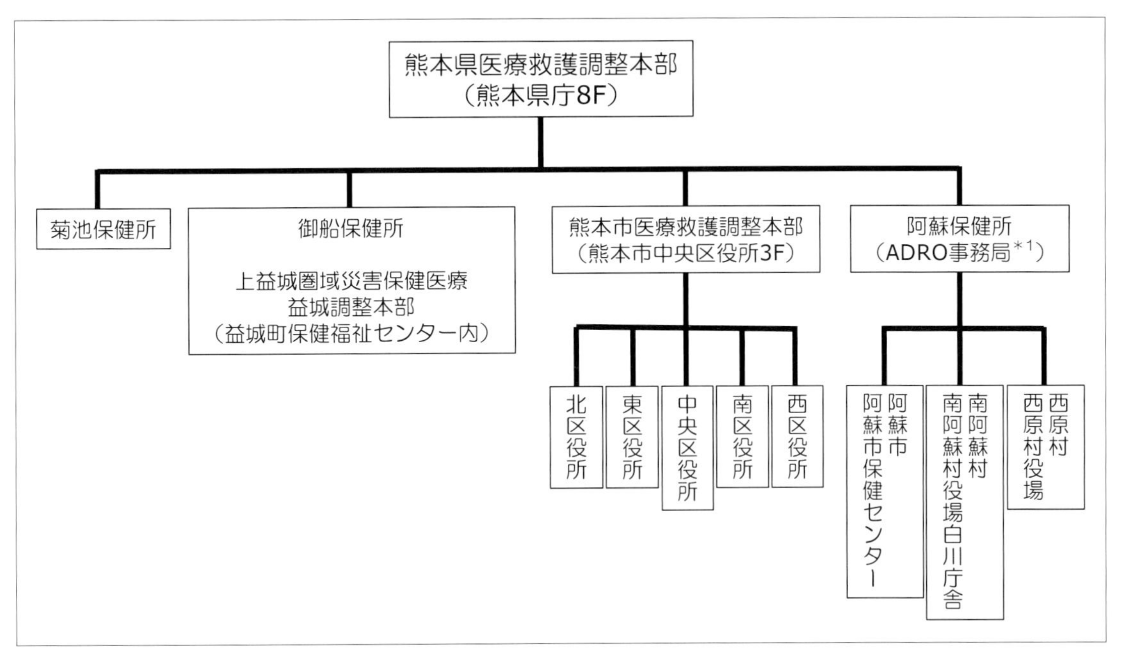

*1) ADRO：Aso Disaster Recovery Organization（阿蘇地区災害保険医療復興連絡会議）

図 2. 平成28(2016)年熊本地震時の保健医療活動に関する組織図
（本部内ホワイトボードを転記）
災害範囲が広かった本災害では，熊本県医療救護調整本部の配下，4つの地域に調整本部がおかれ情報共有された．

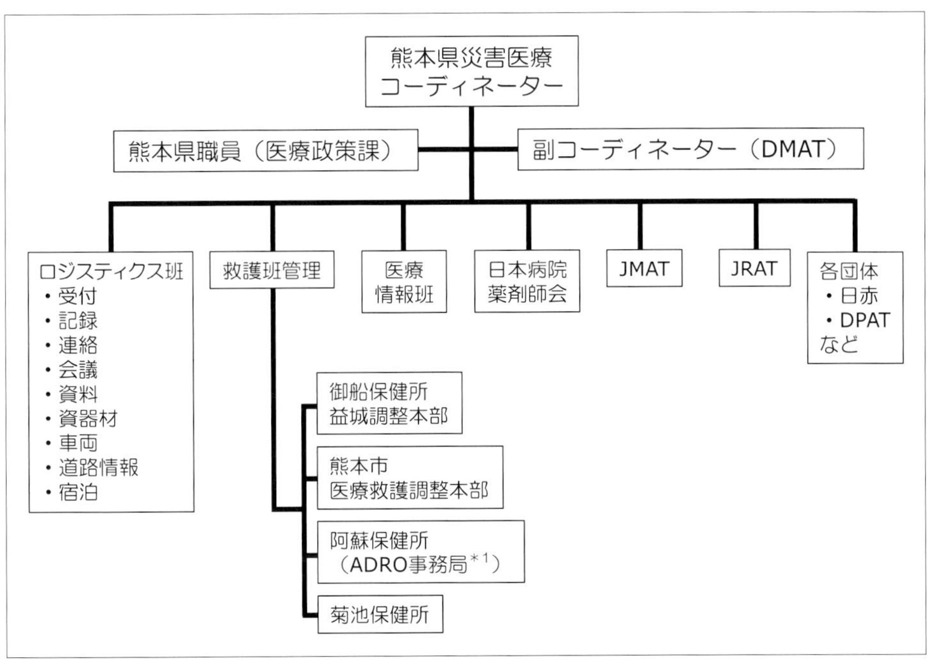

*1) ADRO：Aso Disaster Recovery Organization（阿蘇地区災害保険医療復興連絡会議）

図 3. 平成28(2016)年熊本地震医療救護調整本部組織図（本部内ホワイトボードを転記）
医療救護調整本部で共有されている情報は，その内容により各支援団体に支援相談・指示される．JRATでは，被災混乱期は避難所や車中泊の避難者への弾性包帯使用法の指導，生活不活発対策，褥瘡予防マットレスの配付，福祉用具の避難所・個人への貸与，福祉避難所入所基準を，応急・修復期以降は仮設住宅期トレーラーハウスの使用可能性の検討，仮設住宅改修に関するスキーム作成，改修指導などを差配した．

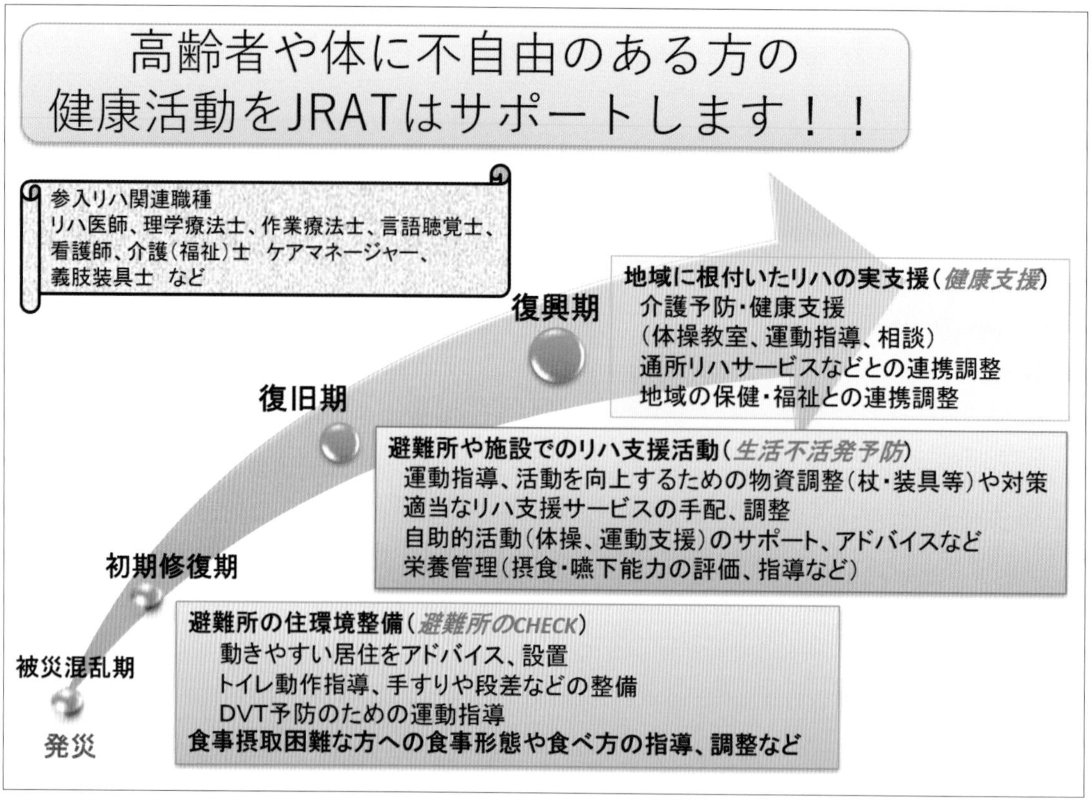

高齢者や体に不自由のある方の
健康活動をJRATはサポートします！！

参入リハ関連職種
リハ医師、理学療法士、作業療法士、言語聴覚士、
看護師、介護(福祉)士　ケアマネージャー、
義肢装具士　など

発災
被災混乱期
初期修復期
復旧期
復興期

避難所の住環境整備（避難所のCHECK）
動きやすい居住をアドバイス、設置
トイレ動作指導、手すりや段差などの整備
DVT予防のための運動指導
食事摂取困難な方への食事形態や食べ方の指導、調整など

避難所や施設でのリハ支援活動（生活不活発予防）
運動指導、活動を向上するための物資調整（杖・装具等）や対策
適当なリハ支援サービスの手配、調整
自助的活動（体操、運動支援）のサポート、アドバイスなど
栄養管理（摂食・嚥下能力の評価、指導など）

地域に根付いたリハの実支援（健康支援）
介護予防・健康支援
（体操教室、運動指導、相談）
通所リハサービスなどとの連携調整
地域の保健・福祉との連携調整

図 4. JRAT の活動啓発のためのリーフレット(宮崎 JRAT 一部改変)
2016 年他の支援団体の JRAT に対する知名度や災害リハビリテーション支援についての認識は高いとはいえなかった．避難所などの管理者から要望が出やすいように配布や掲示板への貼付を行った．

今後に向けた提案

熊本地震時での活動を振り返り，以下を提案したい．

(1) 被災混乱期はさらに混乱する可能性を想定する．

本災害では前震が落ち着き支援体制が整いつつあるところで，本震に見舞われ，整いつつあった JRAT の体制が破綻した．その際，東京本部に遠隔で調整業務を補完いただいたことは大変有難かった．この経験を通して，安全第一とはいえ，活動が災害時であることを十分理解したうえで，二次災害の発生なども念頭に置いた思考が必要だったと感じている．

(2) 遠隔の災害でも情報収集を行う．

本震の後，現地ではしばらくの間，情報の収集，整理が大変難しい状況が続いた．このように情報に関しては，被災地域の仲間が必ずしも被災地域の状況を把握しているとは限らない，現地が 1 番暗い時期があることを学んだ．筆者は遠隔地での災害でも，時間が許す限り情報収集を行い，現地からの発信がない場合は，JRAT の RRT 関係者と情報共有する取り組みをしている．ICT が発達している最近では，被災地の活動が始まっても情報発信ができるまでの間のサポートは重要と考えている．この活動では，現地の活動を邪魔せず，焦らせず，安心させる，をイメージしている．また，発信せずとも，筆者自身がその場に置かれた場合を想定することは，災害リハビリテーションを差配することにおいて，日頃の訓練になると思い実践している．

(3) CSCARIC を意識する．

CSCATTT は，災害医療で最も大事な概念とされている．筆者は，災害リハビリテーション支援では，CSCA の後を，R：救命救急でのトリアージとは違う発災後の期間に応じたリハビリテー

表 4. CSCARIC

災害リハビリテーション対応の原則(案)
C(Command & Control):指示命令と協働
S(Safety):安全の確認
C(Communication):情報伝達
A(Assessment):評価
RT(Rehabilitation Triage):リハビリテーショントリアージ
ICF(International Classification of Functioning, Disability and Health):国際生活機能分類に合わせた対応
CBR(Community Based Rehabilitation):地域リハビリテーション活動への移行

ション的思考での優先順が存在し，その判断にはI:ICFの概念に基づく判断が必要と考えている．そして，C:被災地域のリハビリテーション事情に合わせた平時の体制にスムースに移行・撤退するCSCARICを提案している(**表 4**)．

まとめ

全国のどこかで毎年のように災害が発生し，それぞれの振り返りによって，JRATの初動・支援体制・支援の内容・撤退スキームなどが洗練されてきているが，2020年からは新型コロナウィルス感染症対策も加わる[8]など，災害時の避難所支援への課題は増加している．しかし，災害リハビリテーション支援の原則は，地域リハビリテーションの定義そのものであり，避難所での避難者同士のつながりは，地域包括ケアシステムそのものと強く感じる．今後も反省を繰り返しながら，原則に従い，常に最新の備えを続ける必要がある．

最後に，平成28(2016)年熊本地震では全国の皆様からのご支援とともに，多くのことをご教示いただき，幾重にも感謝申し上げる．

文　献

1) 大規模災害リハビリテーション支援関連団体協議会:災害リハビリテーション標準テキスト，医歯薬出版，2018.
Summary 災害リハビリテーションに対する組織体制，フェーズに合わせた対応，支援者としての心構えなどを網羅した1冊.
2) 栗原正紀:大規模災害リハビリテーション支援関連団体協議会JRATの紹介:その活動と課題．日病院会誌，**65**(12):1421-1432，2018.
3) 大規模災害リハビリテーション支援関連団体協議会:熊本地震災害リハビリテーション支援報告書，2017.
4) 熊本地域リハビリテーション支援協議会:熊本県復興リハビリテーションセンター活動報告書，2018.
5) 平成28(2016)年熊本地震に関する災害対策本部会議資料．熊本県庁HP，〔https://www.pref.kumamoto.jp/soshiki/4/51503.html〕(閲覧日:2021年8月20日)
6) 三宮克彦:JRATで生活不活発病予防をどう行ったか?．治療，**98**(1):1799-1801，2016.
7) 三宮克彦:リハビリテーション専門職による高齢者・障害者に対する災害支援―熊本地震におけるJRATの取り組み―．リハビリテーションエンジニアリング，**32**(2):85-86，2017.
8) 三宮克彦:【臨床に役立つQ & A】2．避難所での高齢者廃用予防について教えてください．*Geriat Med*，**58**(9):847-850，2020.
Summary 避難所での基本的な廃用予防対策と令和2(2020)年7月豪雨時の熊本県人吉・球磨地方での避難所支援時のコロナ対策にも触れた1篇.

MB Med Reha No.272：23-28, 2022

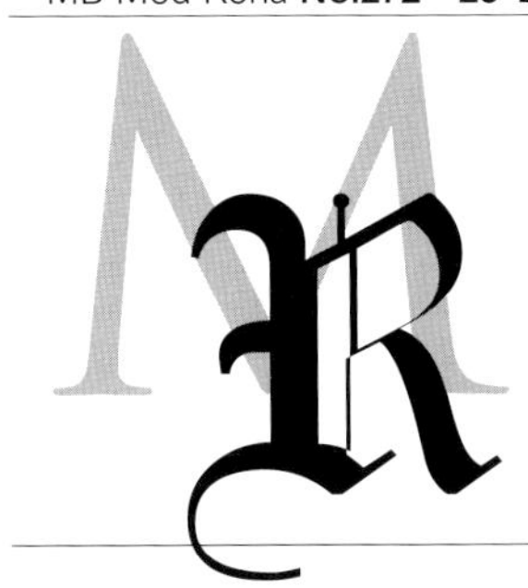

特集／大規模災害下でのリハビリテーション支援を考える

平成30年7月豪雨における岡山JRATの活動について

國安勝司*

Abstract　2018年7月の西日本豪雨により，岡山県内では河川の氾濫による甚大な浸水被害が起きた．岡山県内の被害は死者61名，住宅全壊3,983棟，半壊1,022棟という状況であった．その中でも倉敷市真備地区の被害が甚大であった．氾濫した河川の修復，改修工事はほぼ終了したものの，いまだ仮設住宅で生活をされている方がおられる．西日本豪雨は大規模災害として県を始め，様々な団体による救助，支援活動が行われるなか，我々もJRATとして災害時のリハビリテーション活動を行った．発災時には岡山JRATは組織されておらず，災害支援の体制ができていないうえに，支援の経験もないまま活動を開始することとなり，様々な困難を抱えながらの支援であった．西日本豪雨の後も，「北海道胆振東部地震」，「令和元(2019)年8月九州北部豪雨」，熊本県を中心とした「令和2(2020)年7月豪雨」など，自然災害が頻発している．災害リハビリテーションは多くの都道府県で経験がない状況にあると思うが，我々の活動経過を伝えることで，発災時の活動に役立ててもらえれば幸いである．

Key words　2018年西日本豪雨，Japan Disaster Rehabilitation Assistance Team；JRAT，Rapid Response Team；RRT

はじめに

2018年7月の西日本豪雨により，岡山県内では河川の氾濫による甚大な浸水被害が起きた．岡山県内の被害は死者61名，住宅全壊3,983棟，半壊1,022棟，床上浸水5,210棟，床下浸水6,058棟で，その中でも倉敷市真備地区の被害が甚大であった[1)]．「晴れの国」といわれている岡山県に豪雨災害が起こるとは誰も予想しなかったことであった．2021年現在，氾濫した河川の修復，改修工事はほぼ終了したものの，いまだ仮設住宅で生活をされている方がおられる．西日本豪雨は大規模災害として県を始め，様々な団体が救助，支援活動を行い，我々もJRATとして災害時のリハビリテーション活動を行った．発災時には岡山JRATは組織されておらず，急遽県内のリハビリテーション職種で災害支援チームを結成し，JRATの岡山チームとして活動を始めることとなった．災害支援の体制ができていないうえに，支援の経験もないまま活動を開始することとなり，様々な困難を抱えながらの支援であった．災害リハビリテーションは多くの都道府県で経験がない状況にあると思うが，反省することが多かった我々の活動経過を共有することで，今後の発災時の活動に役立つことを願っている．

岡山JRATの活動開始までの経緯

1．発災前までの状況

西日本豪雨以前から災害に対する対応要員の派遣の可否を行政などから求められ，県内のリハビリテーション専門職のなかに災害に対応する体制作りが必要ではないかという声が上がっていた．

* Katsushi KUNIYASU，〒701-0193 岡山県倉敷市松島288　川崎医療福祉大学リハビリテーション学部理学療法学科，教授

そこで，JIMTEF(Japan International Medical Technology Foundation：公益財団法人国際医療技術財団)研修修了者や熊本地震の際にJRATのロジスティック要員として派遣された療法士を中心に災害リハビリテーションの研修の企画を行い，理学療法士会，作業療法士会，言語聴覚士会の3団体により，2回の研修会を開催し，徐々に災害リハビリテーションに関心を持つ療法士が増えていた．3回目(2018年度)の研修会を開催するために企画会議を行った4日後に西日本豪雨が発生し，前述の甚大な被害となった．この時点で岡山JRATは組織されておらず，災害リハビリテーションを行う体制は全くできていなかった．

2．発災からの動き

7月6日から記録的な雨量を観察し，県庁内に災害対策本部が設置された．その後，県内各地域に大雨特別警報が発令され，避難勧告，避難指示が発令された．同日の深夜から7日未明に県内の複数の河川の堤防が決壊し，倉敷市真備地域の広大な範囲で浸水被害が発生した．7日には県庁内に災害医療本部とDMATが立ち上がった．理学療法士会の中に，筆者をトップとした災害対策委員会を設置し，今後の活動に関する協議を行った．7月9日に岡山県保健福祉部長寿社会課よりリハビリテーション専門職としての災害支援の要請を受け，県内のリハビリテーション科医師，岡山県作業療法士会，岡山県言語聴覚士会とともに支援活動開始準備に入り，会員に向けたボランティア活動員募集を開始した．長寿社会課の担当者からの要請は，「災害後には要支援，要介護者が増加する．それを少しでもリハビリテーション専門職の力で防いでほしい」というものであった．7月11日にJRAT本部より副代表が来岡し，筆者とともに各関係団体への挨拶，調整を行った．同日に県からJRATに支援要請があり，JRATの岡山チームとして活動開始となった．7月12日から岡山県庁の災害医療本部，倉敷保健所内(倉敷地域災害保健復興連絡会議：Kurashiki Disaster Recovery Organization；KuraDRO　以下，クラドロ)にJRATからそれぞれ常時2名を配置し，様々な連絡指示を行う体制を整えた．また同日からJRATとして避難所支援チーム活動も開始した．

調整本部および活動本部の立ち上げから定常化まで

1．支援体制

前述のように7月12日からJRATとして活動を開始することとなったが，災害時の活動の経験がなかったため，当初は混乱した．まず，今回の初期支援体制で最も問題であったのは，活動に対して責任を持つ者がはっきりしていなかったことである．岡山JRATが組織されていなかったため，活動の指示を出す者が決まっておらず，活動当日にJRATのロジスティックを担当したものが，その任を負うこととなってしまった．災害時の原則となるCSCATTT(Command & Control, Safety, Communication, Assesement, Triage, Transport, Treatment)のうち[2]，C(Command & Control)がなされていなかった．そのため，他の支援団体から活動の迅速さに欠けるとの指摘もあり，災害支援未経験であったが筆者が活動本部長となり，Command & Controlを行うこととなった．今回の組織体制として災害対策本部に設置したものを調整本部とし，避難所支援チームの調整および指示を行うものを活動本部とした．全体の体制図を**図1**に示した．活動当初は調整本部と活動本部を別々の施設に置かざるを得なかったため，スタッフの移動を含め非効率的であった．両本部が合併し，定常化するまので時間経過を**図2**に示した．それぞれの本部の混乱した状況を我々の報告書[3]から抜粋し，課題となった点を述べる．

2．調整本部の動き

岡山JRATはまだ組織化されていなかったため，理学療法士会，作業療法士会，言語聴覚士会から会員の安否確認，被害状況の報告，災害支援の人員確保のためのホームページ掲載と各施設への電話およびFAXによる連絡を行い，並行して行政や他団体からの要請に備えて準備を始めた．

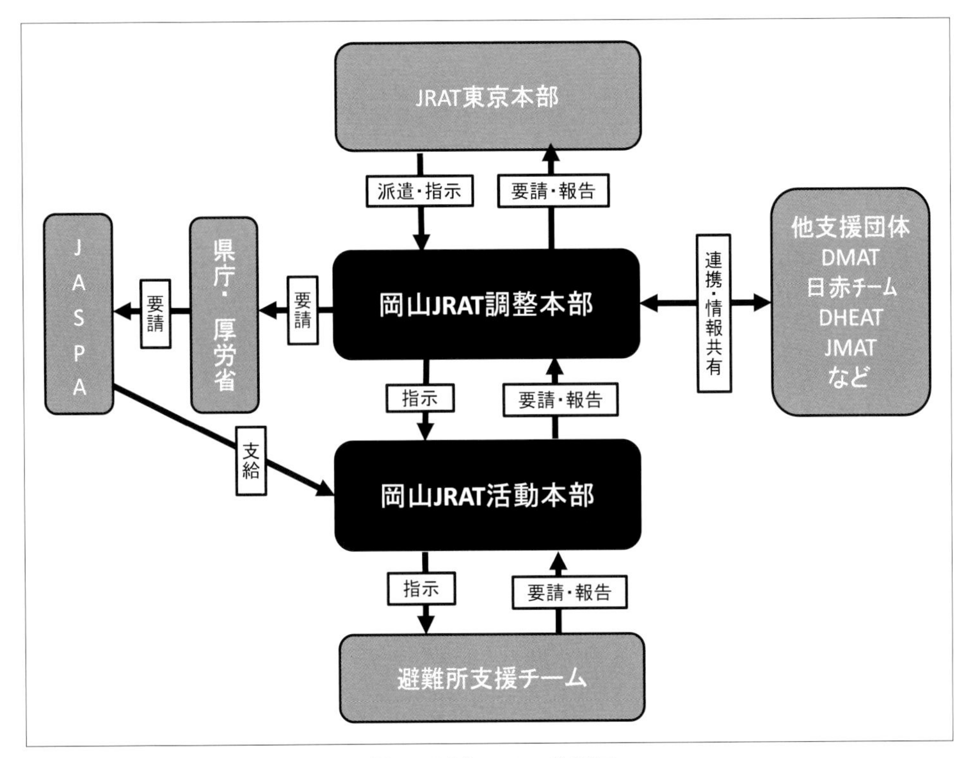

図 1. 岡山 JRAT 体制図

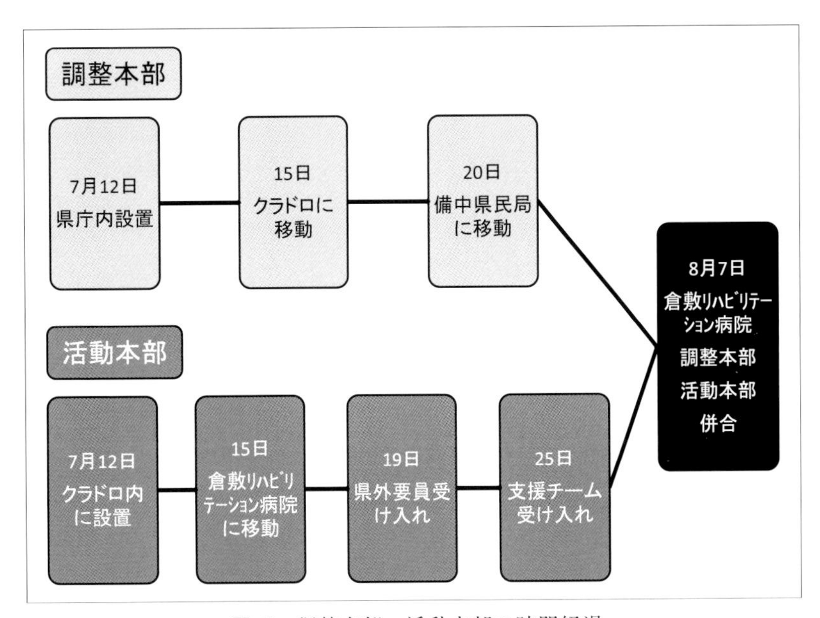

図 2. 調整本部，活動本部の時間経過

県内に熊本地震でJRATのロジスティクスを経験した理学療法士がいたため，経験した記憶を頼りに本部立ち上げにかかわってもらった．また，そこで使用していた活動マニュアルや注意点，活動報告書などを手に入れ準備した．しかし本部立ち上げのためのマニュアルや物品リストはなかった．

情報共有に関しては，岡山JRATとして活動内容や現状が共有できるよう，クラウドアカウントを作成し，活動者は過去の記録なども閲覧できるようにした．しかし，様々な端末からアクセスが集中し，アカウントが半日停止することもあったため，地域JRATの情報共有の仕方を考えるべきであった．

活動開始時に情報共有として他団体との連携に戸惑うことが多くあった．活動開始初日にDMAT事務局に情報共有と活動時のアドバイスをいただき，色々と支えていただいた．情報共有の課題として，他団体の主な情報交換はEMIS(Emergency Medical Information System：広域災害救急医療情報システム)を使用しているが，JRATはEMISの閲覧ができない点があった．そのため避難所アセスメントなど他団体と活動内容の重複が起こり，被災地への支援が後手に回ることもあった．さらに活動開始時の岡山JRAT調整本部は情報の視覚化がほとんどできない環境であったため，情報共有が不確かな状態であった．EMISが閲覧できないのであれば，こちら側の情報を他団体に見ていただけるよう，調整本部内のレイアウトや情報の視覚化に工夫が必要であった．

初期活動は手探りのまま本部活動にあたっていたが，本部活動が安定してきた要因として，県外からのロジスティクス支援およびDHEAT(Disaster Health Emergency Assistance Team：災害時健康危機管理支援チーム)の協力が挙げられる．

県外からのロジスティクス支援については，過去の災害支援にて様々な経験をされてきた方々に本部運営で協力をいただいた．それは本部設営や本部活動ももちろんであるが，我々にとっては安心感や休息の時間をいただいたように思う．気持ちと情報を整理する時間が必要であったため，本部の通常業務から離れられる時間を確保することは，長期にわたり緊張を強いられる活動において大切であると感じた．

調整本部の立ち上げに関して重要なのは，平時にロジスティクス育成を行っておくことと感じた．我々はその準備ができていないまま被災してしまった．どの県でも活動初期には同様の混乱が生じる可能性がある．現在JRATには活動初期の体制を整え，支援活動がスムースに開始できるようにするためのRRT(Rapid Response Team)が設置されている．

3．活動本部の動き

7月12日より避難所支援の活動を開始した．活動開始から数日は支援チームの人員は急な召集であったことから，理学療法士会，作業療法士会，言語聴覚士会からそれぞれ職場の都合が調整できた理事とリハビリテーション科医師が1名，そして，前述のスタッフが自分たちの職場，知り合いに声をかけ人員をなんとか確保した．避難所の支援は県からの指示もあり，避難者の多い3か所を中心に活動を開始した．しかし，当初避難所は大小合わせて30か所以上あり，それらの情報収集および支援の必要性の判断が遅れてしまったことは反省点であった．

初動の段階で，JRAT東京本部に県外要員の派遣を依頼するか否か検討をしていたが，避難所の状況，活動内容が具体的にどのようなものになるのか，それに基づき活動のために何チーム編成すれば良いか，県内から何名が支援活動へ登録し参加できるかなど不透明な要素が多かった．JRAT東京本部へ派遣依頼をするためには，上記の状況や派遣要望人数，こちらでの活動内容，宿泊の問題や活動本部ならびに避難所までの移動方法の明確化，そして費用のことなどを「被災を受けた現地のスタッフが整えて」依頼をしないといけないのではという思いが先立ち，本部への派遣依頼に迷いが生じていた．しかしながら，日々状況が変化する応急修復期では，調整や活動本部における業務の引き継ぎが難しく，初動からかかわっている県内スタッフ数名で活動を継続させないといけない状況であった．このままではスタッフが疲弊し，活動困難になると判断し，派遣依頼を行った結果，活動開始8日目(7月19日)より調整，活動本部へ県外ロジスティクス要員の派遣が開始となった．その後，県外支援チームの派遣も開始となったが，この県外ロジスティクス要員の早期派遣は混乱している我々にとって，非常に頼りになるものであった．

経時活動記録(クロノロジー)の書式は，平成26

(2014)年の広島豪雨災害，平成28(2016)年の熊本地震時に使用されたものを見本とし，その記録を読むことで何をどのように記載するのかを確認した．さらに熊本地震に際し支援活動に参加していたPTにもその記入方法を聞き作成した．

初日終了時，活動本部に帰還した支援チームからの要望として，「JRATという団体が何をしてくれるのか」ということを避難所に待機している保健師や避難所運営の代表者などに簡単に説明ができるパンフレットなどが欲しいというものがあった．このことから，避難所に初めて行く際には，避難所アセスメント表も必要だが，必ずビブスとJRATパンフレットなどを準備し，我々が何をするの団体なのか，何を頼める団体なのかを明確にする重要性を感じた．

開始時は活動本部をクラドロのある倉敷市保健所のロビーに設置していたが，長期的かつ戦略的に実行する場所としては限界があると考え，活動本部の拠点を別の場所にすることを検討していた．そこでクラドロから約600 mの距離にある倉敷リハビリテーション病院内に活動本部を置く承諾を得ることができた．

7月15日に岡山県庁の調整本部がクラドロへ移行することとなったため，そのタイミングで調整本部をクラドロに設置し，倉敷リハビリテーション病院内へ活動本部を移行，設置することができた(**図2**)．災害時の活動拠点が災害対策本部であるのは当然であるが，JRATの避難所支援チームの活動拠点を確保することは大切である．今回は立地的に恵まれた施設に活動拠点を設置できたことは幸いであった．

支援チームの円滑な活動が可能となるためには，活動本部の本部機能が充実する必要がある．我々は初めての災害支援を行う支援者であり，同時に受援者でもあったため，活動本部の充実に課題があった．

活動本部の機能は支援チームの活動を大きく左右する．今回のように県外への派遣依頼の判断が遅くなると被災地のスタッフに大きなストレスがかかり，現地支援活動も停滞する恐れがある．また，災害時には早急な対応が重要になってくることは明確であり，JRATとしてマニュアル整備，書類・報告内容などの統一をし，迅速に必要備品や資料の提供が行える体制が必要と考える．

なお，7月12日～8月31日のJRATとしての活動実績は，支援チーム数は延べ191チーム，支援参加者数は延べ653人，支援避難所数が延べ561か所であった．避難所での介入件数として個別指導689件，集団体操146回，環境調整330件，助言311件であった．

行政とのかかわり

JRATに活動支援要請をした県との間では，活動時の保険，福祉用具の手配について確認をしておく必要があった．

活動時の保険については，県の費用でボランティア保険がかけられた．支援活動を通して保険が適用となるような事故などが生じなかったのは幸いであった．

福祉用具に関しては，一般社団法人日本福祉用具・生活支援用具協会(Japan Assistive Products Association；JASPA)からの供給を受けた．避難所支援チームから現場で必要とされる福祉用具の依頼を受け，その情報を長寿社会課に伝え，そこからJASPAに供給依頼が行われた(**図1**)．JASPAの会員から無償で提供されたことは大変ありがたかったが，JASPA会員は全国に存在しているため，災害時の物流停滞が影響し，依頼してから福祉用具が現場に届くまでに時間がかかった．そのため，避難所からは「まだ届かないのか」という問い合わせが多かった．迅速な供給のためには，県内の福祉用具業者からの提供ができるようなシステムの確立が必要だと感じた．

また，発災後に県が作成した「平成30(2018)年7月豪雨災害からの復旧・復興ロードマップ」の中に，見守り・相談など被災者に対するケアとしてJMAT，DWATなどの団体とともにJRATの派遣という項目を入れていただくことができ，災害リハビリテーションの必要性が理解されたものと考えている．その結果，2020年2月10日に県と「大規模災害時のリハビリテーション支援活動に関する協定」を結ぶことができた．これにより，県からの支援要請があればJRAT活動時の費用や保険の補償がされることとなった．

JRATとしての活動終了後

8月に入り，徐々に避難所が収束，統合，閉鎖していき，避難所からのリハビリテーション的ニーズも減少したため8月31日をもってJRATの活動を終了し，9月1日から岡山県リハビリテーション専門職団体連絡会での活動へ移行した．岡山県リハビリテーション専門職団体連絡会とは岡山県および市町村と連携し，各市町村における介護予防総合事業のリハビリテーション専門職の参加・活用を促進する合同体である．各地域の被災住民に対してリハビリテーション的な視点でかかわる取り組みである災害リハビリテーションも，地域支援事業と根底は同様であるということから支援活動を当連絡会へ移行した．

9月からの活動は，週末のみの避難所巡回に変更した．避難所の集約，閉鎖に伴い，みなし仮設や建設型の仮設住宅への入居が進み始めた時期であり，建設型の仮設住宅入居の際には，改修助言の依頼もあり，本連絡会として対応した．そして，10月末をもって活動を終了した．

活動終了後に残る課題として，仮設住宅への移転に伴う新たなニーズへの対応(住宅環境，移動手段など)，環境の変化による生活不活発病の予防，地域サロン活動の復活への援助，復興に向け，他団体・行政との連携などがあるが，十分な対応ができていないのが現状である．

最後に

今回の西日本豪雨の発災前から協議されていた岡山JRATは，2018年10月22日に立ち上げることができた．前述したが，県との協定を結ぶこともでき，一応の体制が整った．しかし，災害が発生したときに，迅速に支援チームが編成できるかが課題であり，災害リハビリテーション支援チームの育成・組織化が早急に必要である．この西日本豪雨の後も，「北海道胆振東部地震」，「令和元(2019)年8月九州北部豪雨」，熊本県を中心とした「令和2(2020)年7月豪雨」など，自然災害が頻発しており，どこで大規模災害が発生してもおかしくない状況になっている．この度の経験を共有することで，今後の災害対策・支援に役立ことを願うとともに，県内外から多くの皆様に岡山JRATの支援をいただいたことに対し，この場をお借りし感謝を申し上げる．

文　献

1) 山陽新聞社(編)：2018西日本豪雨岡山の記録．山陽新聞社，2018.
Summary 岡山県内の豪雨災害についてまとめた報道写真集．倉敷市真備地区以外でも大きな被害があったことがわかる．
2) 大規模災害リハビリテーション支援関連団体協議会(編)：災害リハビリテーション標準テキスト，医歯薬出版，2018.
Summary 災害リハビリテーションにかかわる者にとって必読のテキスト．
3) 岡山JRAT：西日本豪雨災害岡山JRAT報告，2019.

MB Med Reha **No.272**：**29-36**, 2022

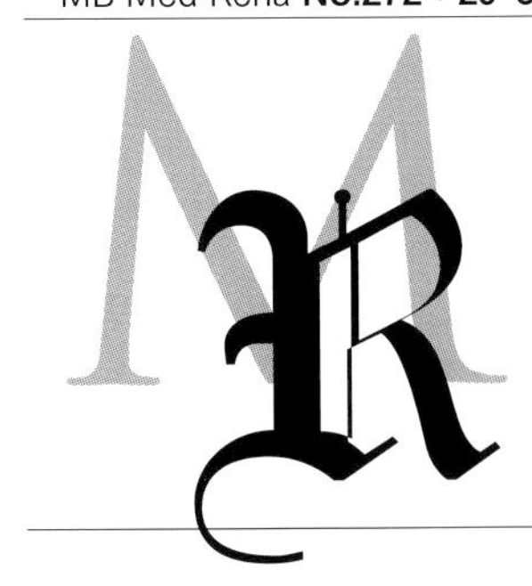

特集／大規模災害下でのリハビリテーション支援を考える

平成30年7月豪雨における愛媛JRATの活動について

藤田正明[*1]　田中宏明[*2]　伊藤孝洋[*3]

Abstract　愛媛JRATは2014年3月に設立し，2016年に愛媛県との災害時リハビリテーション支援活動に関する協定を締結した．その2年後に発生した西日本豪雨災害においてリハビリテーション支援活動を行った．協定締結により，早期に県災害対策本部および現地保健医療調整本部に調整員を派遣し，活動調整ができた．その結果，発災48時間以内に災害リハビリテーション支援チームを被災地に派遣し，DMATおよびDHEATや保健師と連携した支援活動ができた．しかし，当初現地保健師のJRATに対しての認知が乏しく，活動内容の説明に時間を要した．また，一部の被災市での活動ができなかったこと，仮設住宅への介入ができなかったことが課題である．県内各市町の住民や保健師に対してのさらなる啓発とともに，愛媛県における地域リハビリテーション体制の構築が必要である．

Key words　愛媛JRAT(Ehime JRAT)，災害時協定(disaster relief agreement)，西日本豪雨災害(west japan heavy rain disaster)

はじめに

愛媛県は四国の北西部に位置し，県都松山を中心とする中央部(中予)，東側の東予，南側の南予に分けられる．比較的災害は少ないといわれていたが，2018年7月に起きた西日本豪雨災害では，県内で浸水害や土砂災害などをもたらした．我々愛媛県災害リハビリテーション連絡協議会(以下，愛媛JRAT)は，2016年に愛媛県との間で災害時のリハビリテーション支援活動に関する協定を締結しており，その協定に基づき，特に被害の大きかった南予において支援活動を行った．協定により比較的早期より円滑に被災地への支援ができたが，課題も浮き彫りとなった．

愛媛JRAT設立とその後の活動：県との災害時リハビリテーション支援活動協定締結

愛媛JRATは，2013年10月に大規模災害リハビリテーション支援関連団体協議会(現：JRAT)が開催した災害リハビリテーションコーディネーター養成研修会に参加した参加者(医師，看護師，理学療法士，作業療法士と言語聴覚士)と愛媛県内の理学療法士会，作業療法士会および言語聴覚士会の各士会会長が県内の専門職団体(**表1**)に呼びかけ，2014年3月に設立した(**図1**)．

設立時より，①災害リハビリテーションの啓発と人材育成(研修会開催)，②県内の防災訓練などへの参加，③行政との連携を掲げて活動してきた．

また，愛媛JRATは多職種からなる組織である

[*1] Masaaki FUJITA，〒799-3101　愛媛県伊予市八倉906-5　伊予病院，院長／愛媛県災害リハビリテーション連絡協議会(愛媛JRAT)，会長
[*2] Hiroaki TANAKA，美須賀病院，院長／愛媛JRAT，副会長
[*3] Takahiro ITO，松山赤十字病院リハビリテーション部，理学療法士／愛媛JRAT，事務局長

表 1. 愛媛県災害リハビリテーション連絡協議会(愛媛 JRAT：ERAT)加盟団体
(設立時は ①～⑦ の 7 団体，2021 年 9 月現在 11 団体)

加盟団体
① 愛媛県リハビリテーション研究会
② 愛媛県回復期リハビリテーション連絡協議会
③ 愛媛県看護協会(公益社団法人)
④ 愛媛県理学療法士会(公益社団法人)
⑤ 愛媛県作業療法士会(公益社団法人)
⑥ 愛媛県言語聴覚士会(一般社団法人)
⑦ 愛媛県医療ソーシャルワーカー協会
⑧ 愛媛県介護福祉士会(一般社団法人)
⑨ 愛媛県社会福祉士会(一般社団法人)
⑩ 愛媛県栄養士会(公益社団法人)
⑪ 愛媛県介護支援専門員協会

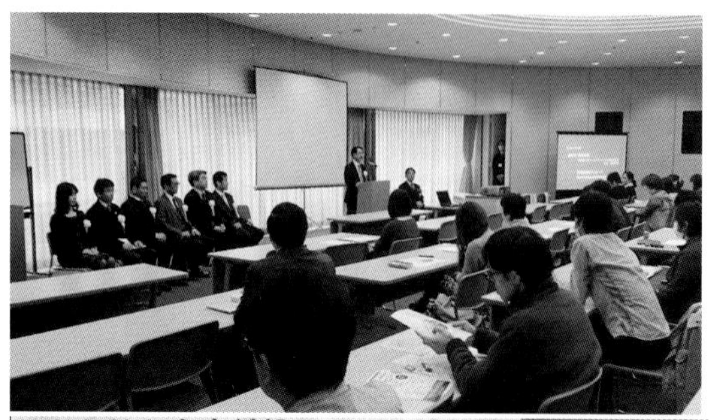

災害時 リハビリ体制充実へ
7団体で構成 県連絡協設立
松山で研修会

南海トラフ巨大地震に備え、被災者のリハビリテーションを支援する体制の充実を目指す「県災害リハビリテーション連絡協議会」が30日に設立され、松山市道後町2丁目のひめぎんホールで研修会を開いた。

協議会は県リハビリテーション研究会や県理学療法士会、県介護福祉士会など7団体で構成。同研究会長の藤田正明伊予病院長が協議会長に就いた。

伊東孝洋事務局長は、東日本大震災の避難所でリハビリ環境が整わず高齢者が寝たきりになった例を挙げ「関係者の連携が必要だ」と設立目的を述べた。

30日は、東日本大震災発生時に日本リハビリテーション医学会理事長だった里宇明元慶応大医学部教授が講演し、「学会として阪神大震災の経験を生かした準備ができていなかった」と反省。災害対応マニュアルの整備や人材育成など事前準備の重要性を説き、県協議会には行政との連携を助言した。

協議会は今後、各団体の連携マニュアルを作成するほか、災害発生時にリハビリチームを派遣できるような体制整備に取り組む。(和泉大)

関係者の連携を確認した県災害リハビリテーション連絡協議会の研修会＝30日、松山市道後町2丁目

a
b

図 1.
愛媛 JRAT 設立集会と新聞記事
a：設立集会(愛媛県県民文化会館)(2014 年 3 月 30 日)
b：愛媛新聞(2014 年 4 月 1 日)

ため，各職種の役割と互いの連携のあり方を明確にするために，愛媛県災害リハビリテーション連携マニュアル(2016 年第 1 版[1]，現在第 3 版[2])を作成した．

表紙には，大規模災害時において，愛媛県医師会の協力のもとに，発災直後の救命活動に引き続き，早期にリハビリテーションによる生活支援などをリハビリテーション関連職が連携して実施し，生活不活発病などの災害関連死を防ぎ，生活再建に向けた活動を行うことを明記している(**図 2**)．

この連携マニュアル作成とともに，2016 年に愛媛県との災害時リハビリテーション支援活動の協定[3]を締結した(**図 3**)．

災害時に県の協力要請により，愛媛 JRAT は災害リハビリテーション支援活動を行うことが明記されている．協定の一部(業務内容，費用負担やチーム員への補償)を**表 2** に掲載する．

愛媛 JRAT は，設立以来毎年研修会を開催する

愛媛県災害リハビリテーション

連携マニュアル（第3版）

私たちは大規模災害に備え、リハビリテーション支援チームの育成・組織化・ネットワークの構築、災害医療チームとの連携を推進していきます。

大規模災害時においては、愛媛県医師会（医療チーム）の協力の下に、発災直後の救命救急に引き続き、できるだけ早期にリハビリテーションによる生活支援等をリハ関連職が連携して実施し、生活不活発病等の災害関連死を防ぐとともに、生活再建に向けた活動を行います。

愛媛県災害リハビリテーション連絡協議会（愛媛 JRAT）

加盟団体　愛媛県リハビリテーション研究会
愛媛県回復期リハビリテーション連絡協議会
公益社団法人愛媛県理学療法士会
公益社団法人愛媛県作業療法士会
愛媛県言語聴覚士会
一般社団法人愛媛県介護福祉士会
一般社団法人愛媛県社会福祉士会
愛媛県医療ソーシャルワーカー協会
愛媛県介護支援専門員協会
公益社団法人愛媛県栄養士会
公益社団法人愛媛県看護協会

図 2.
愛媛県災害リハビリテーション連携マニュアル(表紙)

災害関連死防止へ協定

県と県リハビリ連絡協

県災害リハビリテーション連絡協議会と県は14日、大規模災害時のリハビリ支援活動に関する協定を結んだ。行政からの避難所情報提供や移動手段確保を受け、医師や理学療法士、社会福祉士らが高齢者などの災害関連死を防ぐため、リハビリによる生活支援や自立支援の実施を申し合わせた。

松山市湊町7丁目の市総合コミュニティセンターで行われた締結式では、協議会長の藤田正明・伊予病院長が「災害があっても自分たちで地域再建ができるよう取り組みたい」とあいさつ。県保健福祉部の兵頭昭洋部長が「被災者の状況に応じたきめ細かい取り組みが、生活を取り戻す力になることを期待する」と述べた。リハビリ関係者による災害時の支援や準備に関する講演などもあった。

協議会は南海トラフ巨大地震に備え、被災者のリハビリを支援する体制を充実

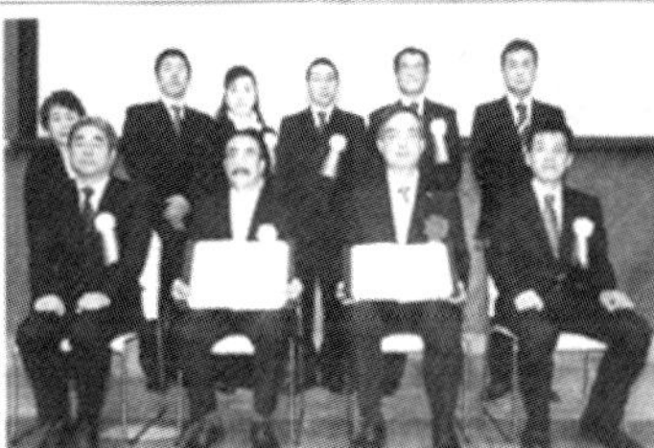

災害時の支援に関する協定を結んだ県災害リハビリテーション連絡協議会と県の代表者ら＝14日午前、松山市湊町7丁目

図 3.
愛媛県との災害時協定締結
(2016年2月16日付け，愛媛新聞より)

とともに，協定締結後には，愛媛県総合防災訓練および原子力防災訓練に参加してきた．さらに，DMAT，愛媛県医師会，保健所長，歯科医師，薬剤師などが参加する愛媛県災害医療コーディネート研修会にも参加し，災害関連団体との顔の見える関係を培ってきた．

協定締結時における愛媛県の窓口は，保健福祉部医療対策課であったが，2018年4月より保健福

第4条(業務)　愛媛県(甲)が愛媛県災害リハビリテーション連絡協会(乙)に対し協力を要請する業務は次のとおりとする.
(1) 被災者に係るリハビリテーション対象者の判断及び情報収集
(2) 避難所等の環境アセスメントの実施
(3) 被災者の生活不活発病等の予防を目的とした運動指導の実施
(4) 被災後の救命救急から生活再建に向けたリハビリテーションの実施
(5) その他，愛媛県が必要とする業務

第8条(費用負担)　甲の協力要請に基づき，乙が災害リハ支援活動を実施した場合に要する次の費用は，甲が負担するものとする.
(1) 災害リハチームの編成，派遣に要する経費
(2) 災害リハチームが携行した衛生材料等を使用した場合の実費
　2　前項に規定する費用の額については，災害救助法(昭和22年法律第118号)に基づく政令及び規則の例による.

第9条(補償)　甲の協力要請に基づき乙が派遣した災害リハチーム員が，災害リハ支援活動において負傷し，疾病にかかり，又は死亡した場合には，次に掲げる場合を除き，「災害に伴う応急措置の業務に従事した者に対する損害補償に関する条例(昭和38年愛媛県条例第27号)」を準用し，愛媛県がこれを補償する．この場合において，同条例中「従事命令」とあるのは「協力要請」と読み替えるものとする.
(1) 当該従事者の故意又は重大な過失による場合
(2) 当該負傷，疾病又は死亡が，第三者の行為による場合
(3) 当該負傷，疾病又は死亡につき，損害保険等の契約により，給付を受けることができる場合

平成28年2月14日

松山市一番町四丁目4番地2
甲　愛媛県
知事　中村時広

松山市文京町1番地
乙　愛媛県災害リハビリテーション連絡協議会
会長　藤田正明

表 2. 災害時のリハビリテーション支援活動に関する協定(一部抜粋)

祉部保健福祉課からの支援が加わった．この年の7月に，西日本豪雨災害が発生した.

西日本豪雨災害の概要

2018年7月に入り梅雨前線の停滞や線状洪水帯の発生により，雨が降り続いた．愛媛県では，7月5～8日の4日間に7月の平均雨量を大幅に超える集中豪雨となり，県内各地で同時多発的かつ広範囲にわたる大規模な土砂災害や浸水害が起きた．特に，愛媛県南部(南予地区)の大洲市，西予市および宇和島市吉田町を中心として，肱川の氾濫や多数の土砂崩れにより甚大な被害となった(**図4～8**).

豪雨災害時の愛媛 JRAT の活動[4]

2018年7月7日午前には，愛媛県庁内に災害対策本部が設置された.

同日14時42分に愛媛県保健福祉課より愛媛JRAT事務局長に対して，支援チームを被災地に派遣する可能性があり，準備をする旨の連絡が入った．連絡を受け，会長より愛媛JRAT役員の安否確認とともに，支援活動準備の指示を発出した(**表3**).

7月8日には，愛媛県庁災害対策本部に会長と副会長が訪問し，医療対策課，保健福祉課と愛媛DMATからの情報収集と活動調整を行った(**図9**).

7月9日には，八幡浜保健所内の現地医療保健調整本部に調整員が入り，同日より西予市および大洲市に支援チームを派遣し，活動を開始した．また，県庁内には愛媛JRAT活動調整本部を設置していただいた.

愛媛JRATは7月8日～8月14日まで，大洲市および西予市の避難所を中心に愛媛県の指示のも

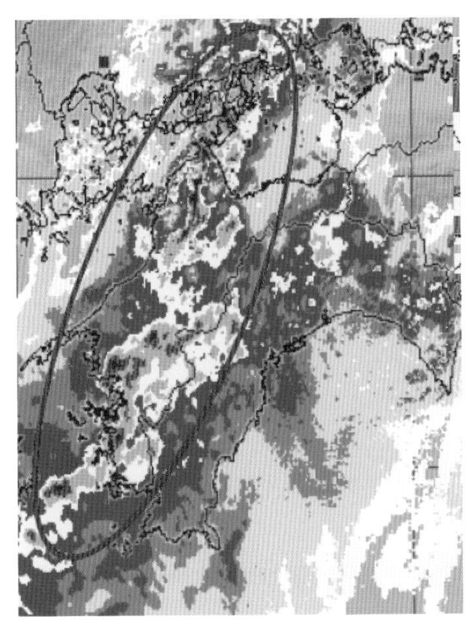

図 4. 【愛媛県内の豪雨災害】発災当時(7月7日7時)の気象状況

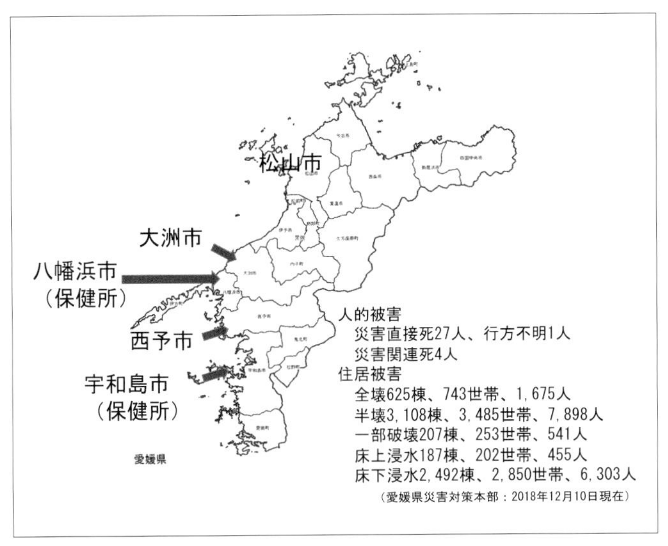

図 5. 【愛媛県内の豪雨災害】県内の主要な被災状況

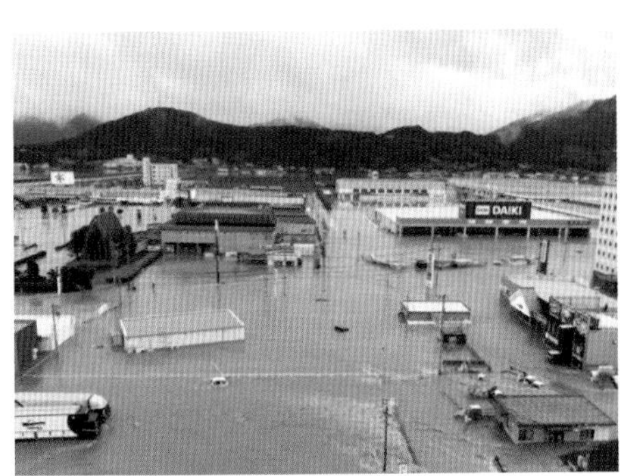

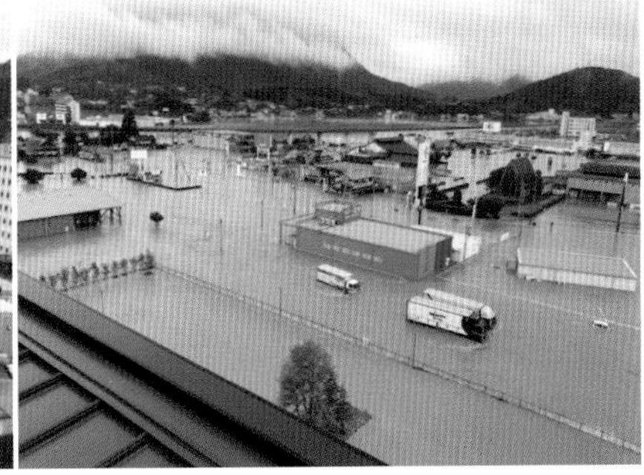

図 6. 【愛媛県内の豪雨災害】大洲市の状況

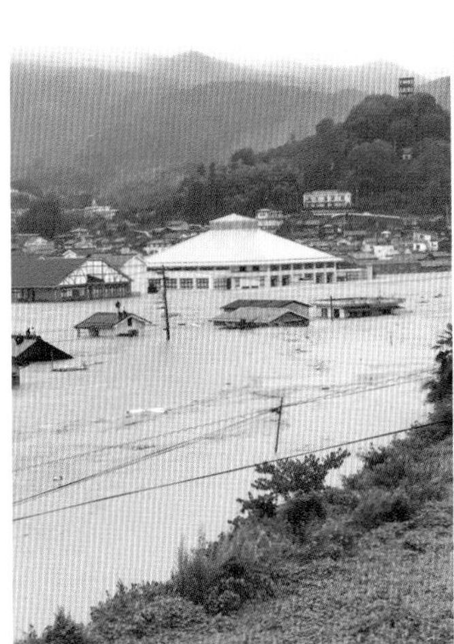

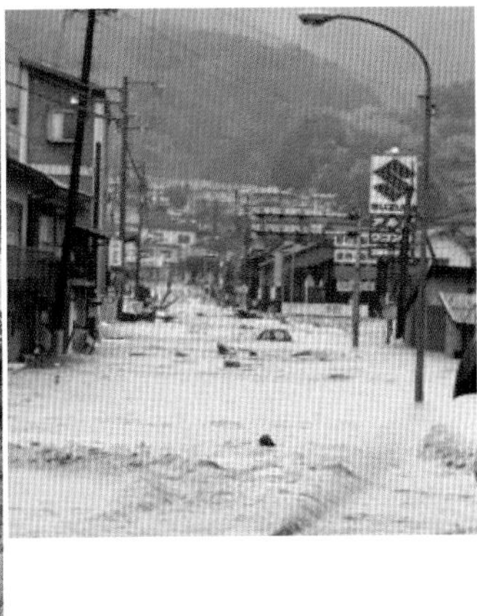

図 7. 【愛媛県内の豪雨災害】西予市野村町の状況

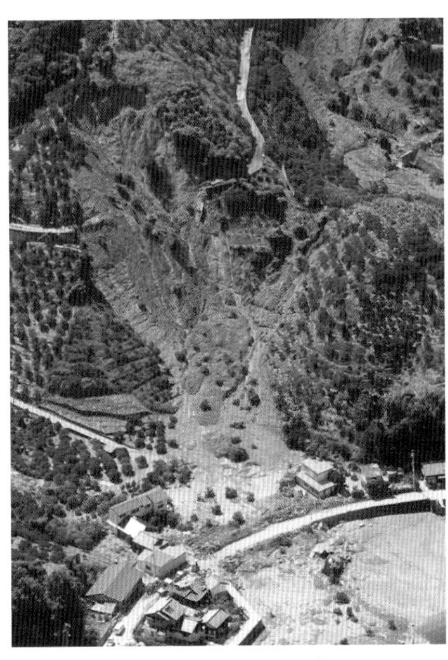

図 8. 【愛媛県内の豪雨災害】宇和島市吉田町の土砂災害

表 3. 初動時の経時記録

7月7日	発	受	内容
14：42	県保健福祉課	事務局長	愛媛県災害時要配慮者支援チーム派遣に向けた準備を行うよう連絡あり.
16：06	会長	愛媛 JRAT 役員	愛媛 JRAT(ERAT)災害対策本部を設置し，今後，支援活動に対する準備を行うよう指示がなされる.
7月8日	**発**	**受**	**内容**
8：30	副会長	事務局長	愛媛県庁に設置された県災害対策本部に会長，副会長訪問．活動調整開始
14：00	県保健福祉課	会長	八幡浜保健所(現地保健医療調整本部)より西予市と大洲市への支援要請の連絡を受ける.
19：57	県保健福祉課	伊東事務局長	明日の活動場所が西予市に決定されたことの連絡を受ける.
7月9日	**発**	**受**	**内容**
11：30	○○ PT	事務局長	八幡浜保健所に愛媛県災害時支援チームが到着したことの報告を受ける.
15：14	○○ PT	事務局長	西予市立野村小学校，西予市立野村中学校，野村公民館で避難所アセスメントを開始したことの報告を受ける.

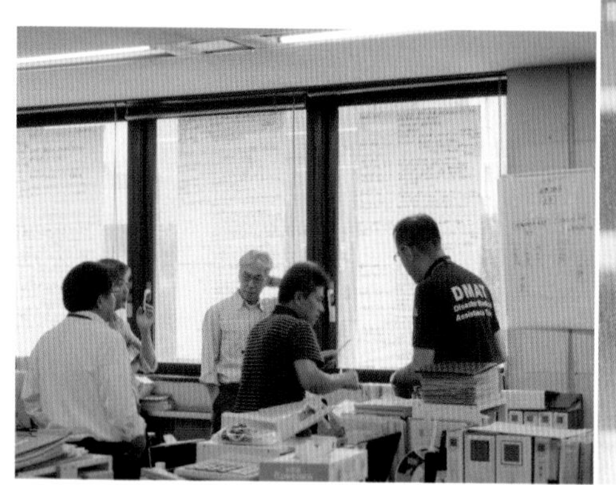

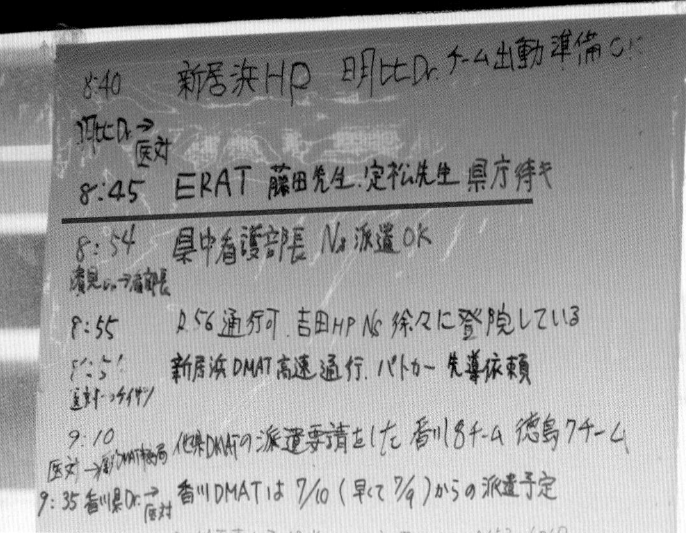

図 9. 愛媛県災害対策本部

活動期間：2018年7月8日～8月14日
派遣チーム数：延べ16チーム
参加者数：延べ56人(内訳：MD 6名，PT 34名，OT 7名，ST 2名
CW 2名，SW 4名，CM 1名
支援避難所数：延べ48か所(大洲市，西予市)
活動内容：
- 調整員派遣調整および活動調整
(県災害対策本部，現地保健医療調整本部や現地災害対策本部)
- 避難所環境アセスメントおよび避難所環境調整
- 要配慮者アセスメントおよび個別指導
- DVT 検診事業への要員派遣

表 4.
愛媛 JRAT の活動概要

と，支援活動を行った．その活動概要を**表 4** に，その活動の一部を**図 10～15** に示す．

県との協定下での支援活動の長所と課題

2016年に愛媛 JRAT は，愛媛県との災害時支援協定を締結し，その2年後に起こった豪雨災害に対して支援活動を行った．

長所としては，愛媛県との協定により，発災直後より県担当課からの情報提供があり，支援要請が円滑にできたことである．発災翌日と翌々日に

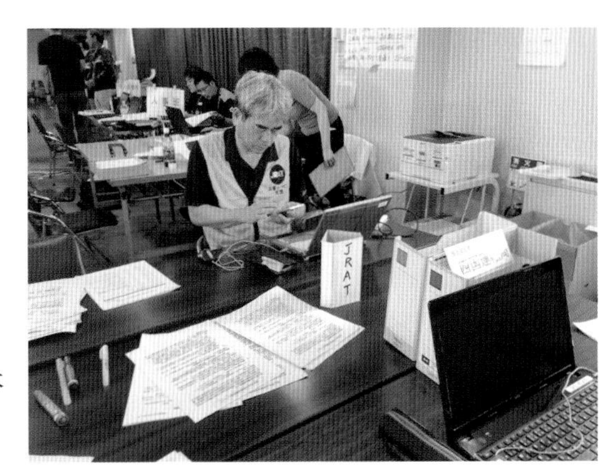

図 10.
【愛媛 JRAT の支援活動】県庁内の愛媛 JRAT 活動調整本部(ICT を用いての現地対策本部との調整)

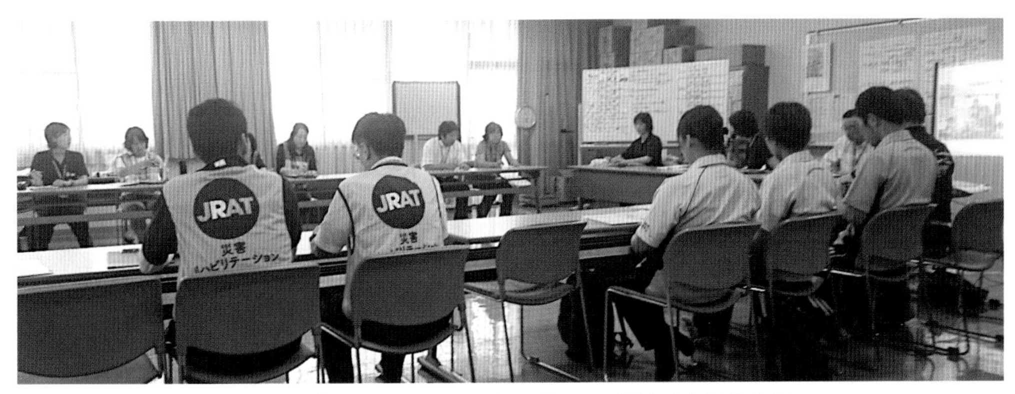

図 11. 【愛媛 JRAT の支援活動】現地保健医療調整本部

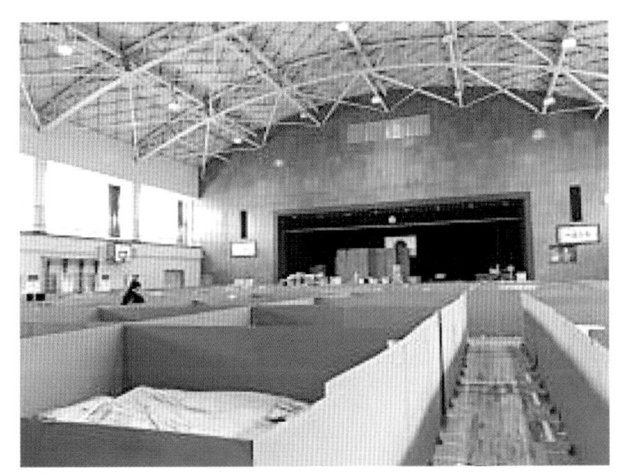

図 12. 【愛媛 JRAT の支援活動】避難所(西予市野村町体育館)の様子

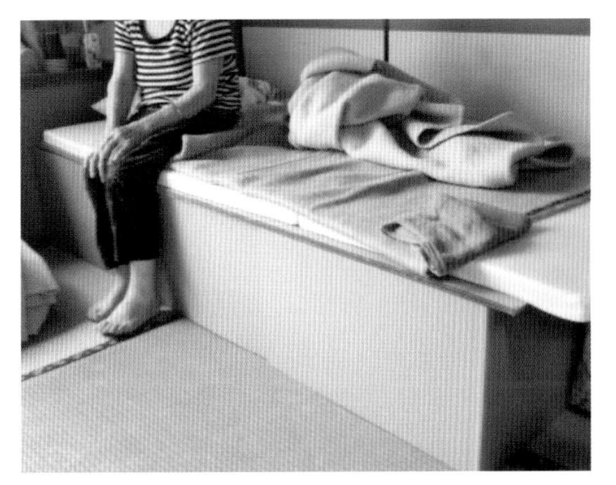

図 13. 【愛媛 JRAT の支援活動】福祉避難所での環境調整(段ボールベッド組み立て)

は県災害対策本部および現地医療保健調整本部に調整員を派遣し，活動調整が行えた．その結果，48 時間以内に災害リハビリテーション支援チームが被災地への支援を開始できた．さらに，DMAT や DHEAT とも連携した支援活動もできた．

これは，協定締結によって，平時からの防災訓練や県災害コーディネート研修会参加などで，DMAT や県内の各保健所所長を含め，災害関連職種と顔なじみとなっていたことが円滑な連携につながったと思われる．

課題としては，以下の点が挙げられる．

1 つは，地元保健師や住民に対しての JRAT の認知度が乏しかったことである．支援当初には，

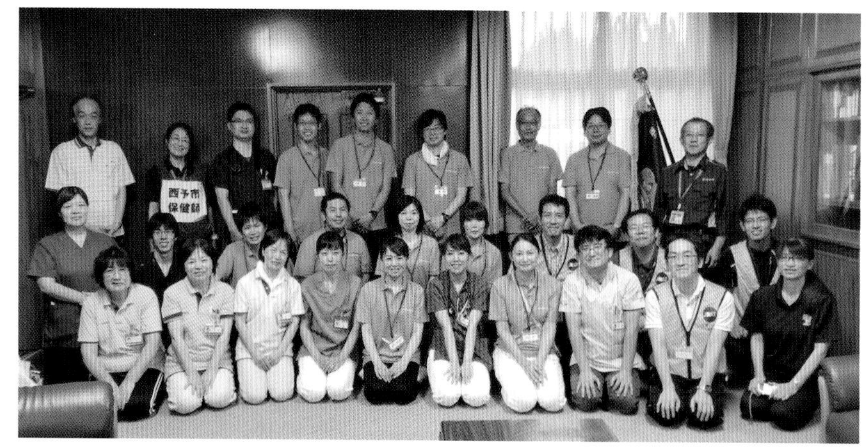

図 15. 【愛媛 JRAT の支援活動】集合写真

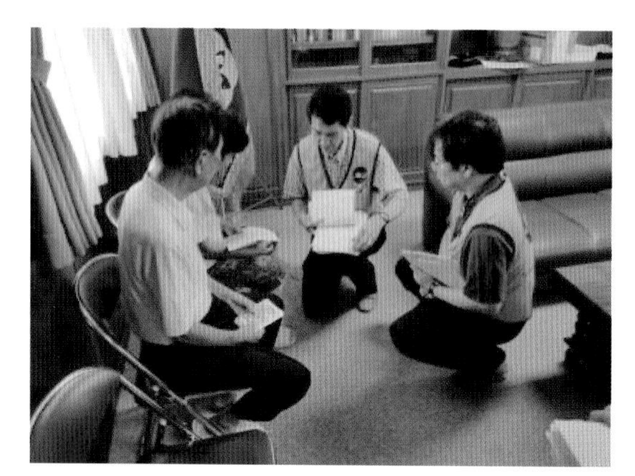

図 14. 【愛媛 JRAT の支援活動】深部静脈血栓症健診事業(愛媛県臨床検査技師会)への協力

地元保健師から「JRAT とは何者であるか」との質問があり，警戒された．また被災地(大洲市および西予市野村町)は，外部からの人の出入りに対して慎重な地区であった．これに対して，県の保健師より地元保健師に愛媛 JRAT に関しての説明をしていただいたことで，その地区の保健師の警戒がとれた．その後には地元保健師と避難所に同行することができ，避難所の被災者にかかわることができた．今後は，県内各地区で開催される災害訓練などに積極的に参加することで，保健師や地区住民への啓発をはかっていく予定である．

2 つ目として，南予南部(宇和島)からの支援要請が県に上がらず，結果としてリハビリテーション支援ができなかった．これも，JRAT への認知不足が影響していると思われる．

3 つ目は，避難所生活から仮設住宅に移行する時点での課題である．この時期に愛媛 JRAT は撤退することになったが，仮設住宅での環境整備にかかわることができず，さらに JRAT 撤退後に引き継ぐ組織もなかったことである．愛媛県では，平成 17(2005)年以降に地域リハビリテーション支援体制がなくなり，現在に至っている．平時からの地域リハビリテーション体制がない状況では，災害復旧・復興期の支援が乏しくなる．この点は，今年度(2021 年度)より，愛媛県リハビリテーション専門職協会と連携し，愛媛県および県医師会の協力を得て地域リハビリテーション支援体制を構築していく予定である．

文　献

1) 愛媛県災害リハビリテーション連絡協議会(愛媛 JRAT)：愛媛県災害リハビリテーション連携マニュアル，2016.〔http://ehime-acsw.com/wp/wp-content/uploads/2017/10/愛媛県災害リハビリテーション連携マニュアル.pdf〕

2) 愛媛県災害リハビリテーション連絡協議会(愛媛 JRAT)：愛媛県災害リハビリテーション連携マニュアル(第 3 版)(2019 年 8 月 1 日発行)，2019.

3) 愛媛県 7-14 災害時のリハビリテーション支援活動に関する協定(医療対策課)，〔https://www.pref.ehime.jp/bosai/bosaikeikaku/documents/07iryoukyuugokankei.pdf〕(2021 年 9 月閲覧)

4) 愛媛県災害リハビリテーション連絡協議会：平成 30(2018)年 7 月豪雨に係る災害リハビリテーション支援活動報告書(平成 31(2019)年 3 月 31 日発行)，2019.

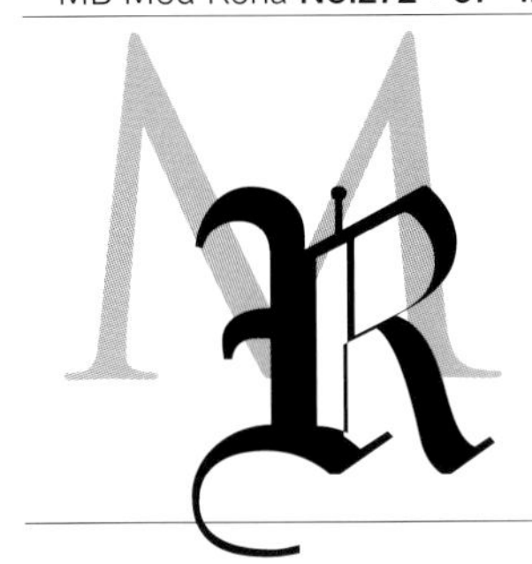

特集／大規模災害下でのリハビリテーション支援を考える

平成30年北海道胆振東部地震における北海道JRATの活動について

光増　智*

Abstract　2018年9月6日北海道胆振東部地震が発災し，直後のブラックアウトの影響を受けながら，北海道災害リハビリテーション推進協議会(北海道JRAT)は活動を開始した．災害規模から，災害リハビリテーション活動の要請がされなかった可能性があった．同様に災害規模から，道内完結の活動を求められた．運営のノウハウがないなかでの活動となり，活動期間も十分な期間活動できず課題を残した．今後，北海道の地域特性にどう対応するか，組織としての課題，他の団体との連携における課題も挙がっており，いずれも一筋縄ではいかないが，今後1つずつ解決を模索していかなければならない．

Key words　災害リハビリテーション(disaster rehabilitation)，北海道(Hokkaido)，課題(task)

北海道胆振東部地震

1．概　要

2018年9月6日午前3時7分，マグニチュード6.7，北海道では観測史上初となる最大震度7(胆振中東部)の地震が発生した．特に胆振東部の厚真町・安平町・むかわ町の3町に大きな被害をもたらした．北海道全体の被害は，災害関連死3名を含む死者43名，重傷者48名，軽傷者734名．住家被害は全壊と半壊で469棟と1,660棟，一部損壊は約13,000棟に及んだ[1]．

2．ブラックアウト

地震に続き，午前3時25分北海道における消費電力の約4割を供給していた苫東厚真発電所が緊急停止．北海道内の電力需給バランスが崩れ，一部離島を除くほぼ北海道全域が停電するブラックアウトが発生した．その後の検証では，ブラックアウトは約11時間ほぼ全道的に停電し，全道の5割が電源復旧したのは発生後約30時間後で，64時間後に北海道電力が復旧宣言を行っている．電力復旧は北海道各地でパッチワークのように範囲を区切って行われた．札幌市南区にある筆者の勤務先は地震による建物の被害はなく自家発電で電気は維持されたものの，外線電話が2日間不安定で救急隊の依頼など緊急の連絡にも影響した．携帯電話やメール，LINEなどその他の通信も不安定な状態が3日間続いた．本題から少し外れるがその影響は大きく，人工透析や在宅酸素の患者が，色んな方々の機転の中で，綱渡りの状態で過ごしていた．非常電源のない病院や診療所では，電子カルテが開けられず，冷蔵していた医薬品が廃棄された．身の回りでは，一時北海道すべての信号機が消えた．物流トラックやタンクローリーが事故の危険から運行停止に追い込まれたうえ，食品の冷貯蔵品が廃棄となった結果，地震直後からスーパーの食品棚から商品が消え，ガソリンスタンドには長蛇の列ができた．スーパーの食品棚に一通り商品が戻るのに約1週間程度かかったと記憶している．高齢者向け配食サービスが一時停止に追い込まれたり，水道ポンプが止まったエレ

* Satoru MITSUMASU，〒005-8555 北海道札幌市南区川沿2条2-3-1　中村記念南病院リハビリテーション科，診療本部長

ベーターの動かないマンションでは，特に高齢者が水を得るのに苦労した．大規模停電は数日間とはいえ，その影響は非常に大きいことを実感した．

3．その他のインフラ被害

1）土砂崩れ

震源に近い厚真町を中心に広い範囲で発生した．

2）液状化

確認されただけで，北海道内15市町村で地震の影響と思われる液状化を認め，札幌市清田区を始め50 km以上離れたところでも，住宅被害が起こっている．

3）水　道

ブラックアウトの影響で，一時道内の広範囲で断水が起こった．水道管の破損などで厚真町や安平町では，約5,000戸が長期間断水した．

北海道JRATとしての活動

1．現地活動開始まで

1）初　動

2018年9月6日午前3時7分，札幌でも強い揺れ(市内最大震度6弱)を感じた直後に停電となる．電力の回復は，事前の通知はなく，公官庁や大病院など災害時の復旧拠点や重要と思われる建物がある地区から復旧しているようであった．そんな中，北海道JRAT(以下，DoRAT)は，北海道理学療法士会，北海道作業療法士会，北海道言語聴覚士会と共同で，連絡用のメーリングリストを作成し，DoRATメンバーの安否確認を行った．通信は不安定ではあったが，このメーリングリストで翌7日に参加可能なメンバーで会議を行うことができた．会場は都心に近く，すでに電力が復旧していた札幌渓仁会リハビリテーション病院のご厚意で同院にて開催することが決定した．

2）本部開設と第1回対策会議

9月7日「北海道胆振東部地震JRAT調整対策本部」を札幌渓仁会リハビリテーション病院に開設させていただいた．そのまま第1回対策会議を行い，安否確認などの現状報告のほか，引き続き情報収集に努めること，道庁，道医師会との連携をはかり，早急にJMAT傘下としてJRAT活動の了解を得ること，札幌とは別に現地対策本部を苫小牧近郊に設置する方向性が決定された．このほか，派遣人員の募集方法，活動資金の工面，被災地に近く，DoRAT副代表橋本洋一氏が院長を務める苫小牧東病院に情報や派遣人員の協力要請を行うこと，運営ノウハウ含め道内人員で手が足りないところを，JRATの広域支援にお願いすることが決定された．一方，被災地は札幌から約80 kmの距離があり，途中の信号機が復旧していない可能性が高く，視察に行くには二次災害への懸念が強いため，具体的な活動や現地での情報収集は，電力復旧を待ってからとなった．

3）ノウハウの指導

9月8日宮城県から坪田朋子宮城県理学療法士会理事が応援のため空路来札された．災害リハビリテーション本部運営のノウハウが全くない状態の我々に，今後，我々に起こるであろうことの大まかな流れと，記録の重要性，運営資金の確保，通信手段の確保など，当座のアドバイスをいただき，非常に参考になり，大変ありがたかった．

4）道庁，道医師会への働きかけ

9月9日時点で，被害の大きかった厚真町・安平町・むかわ町の3町には合計26か所の避難所が開設され，約1,900名が避難している状態であった．JMAT(日本医師会災害派遣チーム)の出動は決定していたが，災害リハビリテーションについては，道庁，道医師会ともほぼ認識がなく，要請はされない見込みであった．そこで，道医師会から道庁に，また直接道庁担当部署を訪問するなどして，災害リハビリテーションの必要性を働きかけた結果，JMAT傘下での災害リハビリテーション活動依頼が決定した．ただ，災害規模から道内完結が求められた．この働きかけに尽力頂いた皆様にも，深く感謝しています．

2．現地活動

1）活動準備

災害リハビリテーションの活動依頼が内定した時点で，DoRATの構成団体である各職能団体を通して連絡し，Google form を使い災害リハビリテーション活動を行う人材を募集した．連携先の確認，被災地までのルート，アセスメントシート，記録の方法・通信機器の検討など具体的な支援内容も確認のうえ準備を開始した．即応できる派遣第 1 班は，時間的制約から，被災地派遣経験がある DoRAT メンバーから人選した．

2）現地派遣開始

9 月 11 日，道医師会から DoRAT に，JMAT 傘下での災害リハビリテーション活動の要請をいただいた．要請を受け即日，リハビリテーション科医師 1 名と理学療法士 2 名が，むかわ町へ向かった．むかわ町の保健師とともに，むかわ町最大の避難所「四季の館」で，持参した避難所アセスメント用紙を用い，共同で避難所・避難者の評価を開始した．これ以降，各避難所で共通して行った支援内容として，① 避難所の環境評価・整備，② 避難者のリハビリテーション的トリアージ，③ 集団体操の誘導，を主に行った．その際，個別介入は最小限とした．また，最終的には地元に委ねることを念頭に支援活動を行った．むかわ町では，段ボールベッドは届いていたが，作り方などのノウハウがなく，製作指導と同時に，設置の際に車いすなどが通れるスペースの確保，憩いの場や子ども用スペースの確保も提案し，翌日に設置されることとなった．

同日夕以降，厚真町に設置された「医療救護保健調整本部」の会合に DMAT や日赤救護班とともに参加し，翌 12 日以降，厚真町・安平町の避難所にも介入開始した．

3）活動本格化

胆振東部地震発災 1 週間後の避難者数は，水道・電気などインフラ被害が大きかった厚真町で 922 名，むかわ町 213 名，安平町 176 名であった[2)]．

DoRAT は，医師，セラピスト，義肢装具士，ケアマネジャー，看護師の多職種が活動収束までの間，現地支援延べ 54 名，本部ロジスティクス延べ 32 名，合計延べ 86 名が活動した．札幌の DoRAT の本部では，活動開始後 2～3 日毎に情報収集と今後の活動方針を決定するための会議を開催した．9 月 15・16・17 日は土日祝で，現地派遣者を集めやすかったこともあり，ローラー作戦と称して，3 日間で 3 町すべての避難所を再度まわり最新の情報収集を行った．ローラー作戦最終日の札幌本部での会合で，我々のマンパワー的に自宅で避難生活を送っている方までは手がまわらないため，保健師やケアマネジャーに情報依頼することを決めた．

厚真町では今後不活発な方々が出てくる懸念が強いと考えられるが．一方，むかわ町・安平町はデイケアの復旧など活動縮小の方向性を確認した．DoRAT 撤収後を見据え，地元で地域リハビリテーション活動を行っている苫小牧東病院に引き継ぎをお願いできないか打診することや，JASPA 経由の福祉用具の扱いについて，道庁の担当窓口も取り扱い経験がなく，案内や確認が必要であることが確認された．

その他活動の具体例として，段ボールベッド設置後，立ち上がりができないといったニーズに対し，札幌市内の業者に協力いただき，簡易置き型手すりを配置した．自衛隊の入浴支援の風呂は，高すぎてまたげない高齢者が続出したため，こちらも置き型手すりを配置した．むかわ町唯一のデイサービスの入浴施設が被災し使用不可能となり，サービスが停止していたが，鵡川高校野球部寮の風呂が代用可能となり，入浴補助具の設置を行った．入浴再開によりデイサービスも再開された．

3．ロジスティクス

ロジスティクスの業務は多岐にわたった．日中の連絡調整に加え，日報や報告書作成，翌日以降の準備など夜遅くまで活動することも多かった．

1）派遣前：支援物資の準備

避難所の場所と避難者数の把握，現場地図の作成，派遣（活動）スタッフの確保，日程調整，福祉用具の確保，道路状況の把握，専用電話の確保・連絡調整，アセスメントシートの準備，出勤表の記録，PC，プリンター，ビブスなどの準備

2）活動中～活動終了まで：活動支援

支援ニーズの確認，関連機関との連絡調整，派遣(活動)スタッフの確保，日程調整，福祉用具の確保・搬入，状況連絡・報告・相談，クロノロジー作成，報告書の整理，データ入力，会議記録，出勤表・俯瞰図作成，不足品の補充・購入，取材の対応

4．活動収束

9月18日に道庁から，災害救助法では発災後14日間の活動が原則となることを根拠に，JMATの撤収と同時に9月20日でDoRATも収束となる連絡を受けた．厚真町では，これから生活不活発者の増加が懸念される時期だったために衝撃を受けた．この対策として，厚真町と安平町については，準備期間はかかるものの，北海道リハビリテーション専門職協会が介護予防推進事業として契約していた委託事業を町の了解をいただき，前倒しで実施することになった．その間，被災された職員もおられるなか，苫小牧東病院から，可能な範囲とはいえ現地へのリハビリテーションスタッフ派遣を快諾いただいた．この地区の地域リハビリテーション広域支援センターはすでに解散しており，後継の支援は本当にありがたかった．

課　題

1．北海道の地域性に関連した課題

1）北海道の広さ

北海道の面積は，九州2つ分に匹敵．また，札幌から根室や中標津までは約400 kmあり，途中高速を使って車で約7時間．東京からだと名古屋を超えて岐阜県くらいまでの距離になる．

2）人口の札幌偏在

北海道民約500万人のうち，札幌市民は約200万人で，道民の4割が札幌市民である．

3）冬季の寒さ

北見市の1月の平均気温は－8.0℃であり，夜間－10℃は日常である．この状況でのインフラ途絶は想像を絶する．

2．胆振東部地震で明らかになった組織としての課題

1）災害リハビリテーション活動要請が出なかった可能性

胆振東部地震では，当初JRATとしての要請は出ない流れであった．そこを何とかお願いして，JMAT傘下での活動可能となった．道庁含めた行政全般と医師会にも，災害リハビリテーションは，まだまだ啓発が不足している．想像になるが，負傷者は近隣の病院で対応できたため，JMATによる医療はそれほどニーズがないと判断された可能性がある．同じことは，派遣者募集の際もいえる．本人は出動したいが，勤務先の施設管理者や上司に理解が得られなかったケースもあった．

2）人員確保と情報共有

JMAT傘下での活動の場合，費用弁済や二次災害時の補償などが得られることが大きな利点である一方，派遣チーム内に医師の帯同が必要である．前述の通り，災害リハビリテーションの認知度はまだまだ不十分なため，医師集めには苦労した．札幌からギリギリ日帰り圏内だったため医師が確保できた面はあったが，特に平日に派遣できる医師不足が課題であった．セラピストもDMATや赤十字のように勤務扱いとして職場から送り出されている者はごく少数で，多くが有給休暇を取得し参加していた．日程が急なため，何とか有休をやりくりして参加しており，何日か連続して支援できる人材が少なく，パッチワークのような支援者スケジュールとなった．このため，被災地近くの宿舎を兼ねた現地本部が維持できないため，結果的に設置できなかった．情報共有がLINEのみになることもあり，引き継ぎや経験者からのノウハウ伝達が不十分となる場面もあり，課題を残した．

3）活動日数の制約

胆振東部地震では，災害救助法の「医療活動は原則発災14日以内」の原則通りに活動収束となった．厚真町では，生活不活発による影響がこれから増加する可能性が懸念されるなかでの活動収束

であった．人的被害の大きさにより，提供する災害医療が変わってくるのは当然だが，災害リハビリテーションの認識が薄く，行政や医師会とのパイプが細いことも影響していると思われる．

4）資金難

JMAT 傘下のため，経費は後日清算いただけるのだが，それまでは各自の立て替えとなる．より規模の大きな災害で多くの人員や通信機材，本部機能に必要な機材が必要な場合，運転資金がなく，急な活動に備えた基金の必要性を実感している．

5）ノウハウの維持

胆振東部地震の初動時，熊本地震や西日本豪雨のように他県からの応援を前提として活動を考えていた．支援者の数の確保と，本部運営のノウハウを教えていただきながらと考えていた．道内完結とは，ノウハウのないなか，被災地が自助で災害リハビリテーション支援を行うことを意味する．参加者アンケートに後述するが，ロジスティクスは少ない人員で多種多様な業務をこなし，スケジュール調整や記録で精一杯の状態で，支援応募者への細かい配慮や，活動のフィードバックまで手がまわっていなかったことも反省点である．大規模災害は頻回に起こっても困るが，現場での細かいノウハウを含め，ノウハウの経年劣化が懸念される．

6）新型コロナ対策

新型コロナ対策は，残念ながら当面必要に思える．コロナ禍での災害リハビリテーション支援のあり方は，模索中というのが正直なところだと思われる．リモートで完結させるのは難しいかもしれないが，例えば一部リモート化など，少しでも支援をする側・受ける側が安心して支援ができる方策など，知恵を絞らなければいけないとも思う．

3．参加者アンケート

活動後，現地またはロジスティクス支援に参加いただいた方々を対象にアンケートを行った．全体的に好意的であるが，改善が必要な結果を抜粋する．

1）派遣前

- 募集要項に，具体的な活動内容・場所，費用弁済，保険について詳細が欲しかった．
- 応募後に，全体の進捗状況が不明で，いつ派遣かの連絡がギリギリであった．
- オリエンテーションがあると良かった．

2）活動中

- 役割がもう少し明確化されていれば，良かった．
- 活動前後に対面でミーティングできると良かった．

4．課題を振り返って

1）大都市圏と過疎地域の支援のありかた

北海道の地域性を考える場合，札幌近郊の人口密集地が被災した場合は，セラピストほかリハビリテーションの人的資源が豊富な回復期リハビリテーション病棟を有する病院を中心に協力をお願いし，その他のリハビリテーション専門職とも協働で災害リハビリテーション支援を行う体制が有力と考えられる．

一方，過疎地域が被災した場合は，例えば北海道最北の回復期リハビリテーション病棟は旭川市にあるが，協力いただけたとして，最北の自治体稚内市へは約 250 km，車で 4 時間半の距離である．冬季はさらに時間がかかるうえスリップ事故の危険もあり，この距離で「地元」というには無理がある．北海道の行政区画は14の振興局（旧支庁）に分かれている．過疎地域においては，被災規模にもよるが，地域完結の体制整備も必要と考えられる．札幌近郊以外の振興局は，慢性的に医師不足に悩む振興局が多く，特に宗谷，根室，オホーツク各振興局管内は，日常診療を札幌や東京の空路からの出張医に依存している病院も珍しくない地域である．有事の際，災害リハビリテーションのための医師確保は容易ではなく，医師不足も踏まえ，活動しやすい制度が必要に思う．

2）組織としての課題

災害リハビリテーションにかかわっている人以外への認知度がまだまだ低いと思われる．そのため，災害時に派遣依頼されない可能性があり，職場の協力や人集めに苦労する．また，被災した市町村から道庁に派遣依頼しようにも，公的な団体でない場合や派遣協定がない場合，難しいと伺った．以上から，災害時派遣協定の締結が重要に思われる．実際，2019年に，協定締結に向け草案を作り，道庁の担当部署にご相談しようとしたところ，新型コロナに見舞われ，担当部署が多忙を極めるようになってしまった．2021年現在ご相談の頃合いを見ている状態である．協定に最低限必要な項目として，身分保障，費用弁済，活動しやすいチーム形態が挙げられる．

次なる大規模災害への備えとしては，リハビリテーション資源の豊富な回復期リハビリテーション病棟協会との連携強化，活動資金のプール，初動時の文書などの準備(応募や依頼など)，シュミレーション(本部運営・現場での活動と情報共有のあり方)が重要と思われる．

課題ではないが，DWAT(災害派遣福祉チーム)の今後の動きが気になる．少し調べたところ，厚生労働省が声掛けし，各都道府県庁が取りまとめ役となり，社会福祉士，介護福祉士，介護支援専門員の3職種が中心となって構成されている団体である．その他保育士，精神保健福祉士の職能団体も入っていることが多い団体で，少数ながらリハビリテーション専門職が加入している都道府県もあるようで，北海道は理学療法士会，作業療法士協会が加入しており，協業できるところは協業させていただきたいと思う．

文　献

1) 消防庁応急対策室：平成30(2018)年北海道胆振東部地震による被害及び消防機関等の対応状況(第35報)．令和元(2019)年8月20日．〔https://www.fdma.go.jp/disaster/info/items/190820hokkaidoujisinn35.pdf〕
2) 北海道総務部危機対策局危機対策課：平成30(2018)年北海道胆振東部地震による被害状況等(第29報)．平成30(2018)年9月13日．〔https://www.pref.hokkaido.lg.jp/fs/3/6/3/5/1/2/3/_/higaihou29.pdf〕

MB Med Reha No.272：43-49, 2022

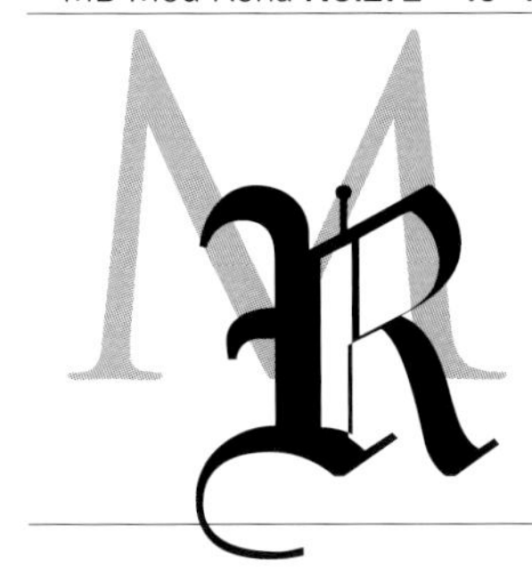

特集／大規模災害下でのリハビリテーション支援を考える

JRAT-RRT の創設

冨岡正雄[*1]　佐浦隆一[*2]

Abstract　災害医療支援は初動活動が難しく，訓練や経験が必要であるが，歴史の浅いJRATには経験者が少ない．そこで，平時における病院内の早期警戒システム(RRS)とそのシステム上で活動するチーム(RRT)を参考に，災害発生時に初動活動の訓練を受けた者(JRAT-RRT 隊員)を発災早期から派遣する仕組みを作った．隊員応募基準を決めて募集を行い，2日間にわたる隊員養成研修を経て53名を隊員として登録したところ，令和元(2019)年8月の前線に伴う大雨による災害，令和元(2019)年東日本台風においてJRAT-RRTは早期から被災地に赴き地域JRATを支援した．現在，登録されている隊員の資格継続や新規隊員増員のための対面もしくは，オンライン研修を計画中である．

Key words　日本災害リハビリテーション支援協会(JRAT)，JRAT 初動対応チーム(JRAT-RRT)，災害リハビリテーション(disaster rehabilitation)，迅速対応システム(rapid response system)，養成(training)

はじめに

災害時，発災直後に被災地の県庁を中心に指揮命令系統が立ち上がり，各種情報が集約され，県内被災地の関連部署との連携が始まるので，医療支援チームも発災後早期から情報収集や県庁に設置された保健医療調整本部との連携などの初動活動がうまく始動すれば，その後の円滑な活動につながる．しかし，災害は突発的に起こるうえ，自ら被災しながらも被災地で医療支援活動を行うことは事前に準備していても難しい．特に，支援活動が軌道に乗るまでは，限られた時間と人員で避難所や避難者の評価・情報収集と避難所や避難者への情報提供や具体的な支援を行う必要があり，これまでの災害支援後のアンケートでは「初めての経験で何をするべきかわからなかった．今後は，平時から準備をしておきたい.」という感想を聞くことも少なくなかった．

そこで，一般社団法人日本災害リハビリテーション支援協会(Japan Disaster Rehabilitation Assistance Team；JRAT)では，常設委員会である研修企画委員会が中心となって初動活動に特化したチーム(JRAT-Rapid Response Team；JRAT-RRT)を創設したので，その背景や経緯と今後の展望を概説する．

JRAT-RRT の創設の背景

1．平成 27(2015)年口永良部島噴火による災害での経験

平成27(2015)年5月に口永良部島新岳の噴火により噴火警報が発令され，島全域に島外(屋久島)への避難指示が出されるという災害が発生した．

*1 Masao TOMIOKA，〒569-8686 大阪府高槻市大学町 2-7　大阪医科薬科大学医学部総合医学講座リハビリテーション医学教室，准教授／JRAT 研修企画委員会

*2 Ryuichi SAURA，大阪医科薬科大学医学部総合医学講座リハビリテーション医学教室，教授／JRAT 研修企画委員会

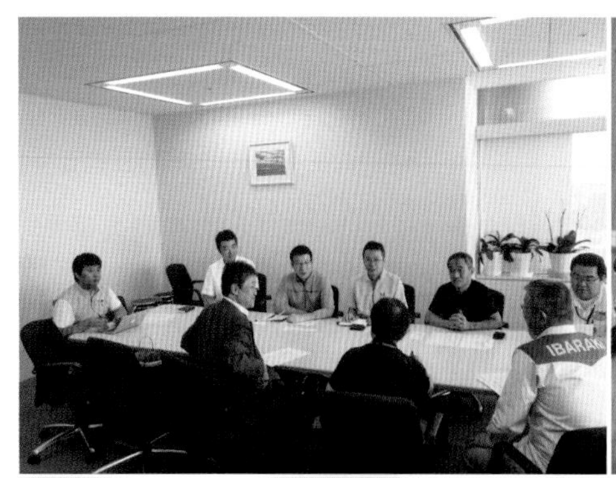

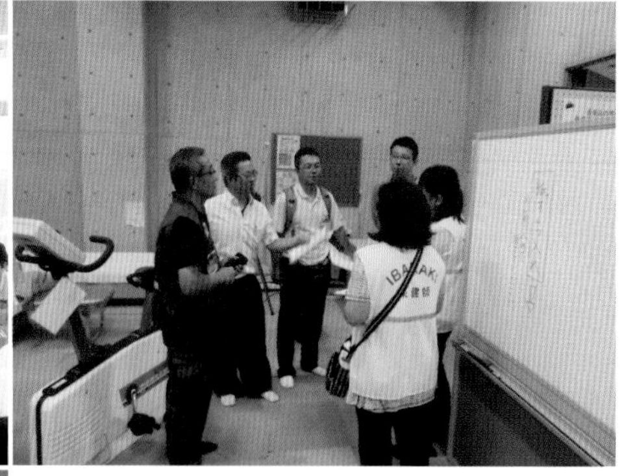

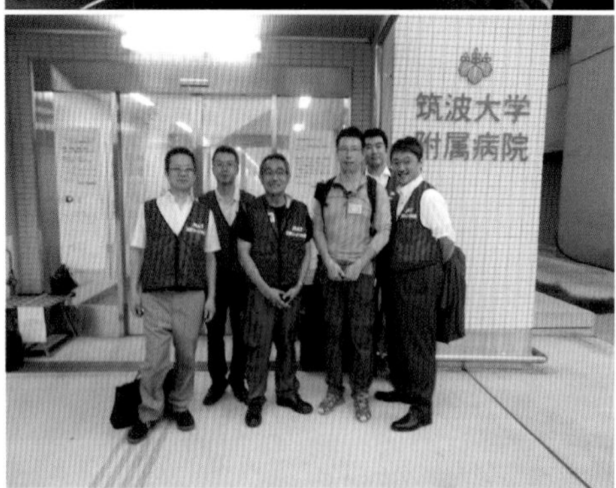

a|b
c|

図 1. 平成 27(2015)年 9 月関東・東北豪雨による災害における JRAT の初期活動
a：茨城県庁での合同会議(茨城 JRAT，筆者，県保健福祉部職員，DMAT 統括医師)
b：避難所を訪問し，評価しているところ
c：筑波大学に設置された地域災害医療会議に参加した JRAT の初期活動メンバー

このときは，JRAT 代表から鹿児島 JRAT 代表に県庁への登庁を促したので，結果として屋久島の避難所を現地の理学療法士が鹿児島 JRAT として巡回することができたが，初めての災害支援活動の指揮に苦労したことを鹿児島 JRAT 代表から伝え聞いた．このことから，発災時には支援経験のある者がまず被災地に赴き，地域 JRAT 代表もしくは支援活動の中心メンバーをサポートすると円滑な支援活動が立ち上がると実感した．

2．平成 27(2015)年 9 月関東・東北豪雨による災害での経験

同年 9 月に関東・東北豪雨が発生した．すぐに茨城県では DMAT(Disaster Medical Assistance Team)による大規模な災害支援活動が開始され，茨城 JRAT も動き始めた．鹿児島の経験があったので，筆者が JRAT 代表と勤務先の了承のもと発生翌日に茨城県に支援に入った．まず，茨城県庁(水戸市)で茨城 JRAT の初動メンバーと合流し，県庁内で保健福祉部職員と DMAT 統括医師との合同会議を行った．その結果，リハビリテーション支援活動を行うにあたり，茨城県から JRAT に対する正式な依頼を得ることができた．なお，この合同会議が円滑に開始できたのは，平時からリハビリテーション専門職が茨城県保健福祉部と，顔の見える関係が構築できていたからである．合同会議後はすぐに JRAT のメンバーで被災地域(常総市)に向かい，避難所の状況を視察・評価したうえで筑波大学(つくば市)にて開催されていた地域災害医療会議に出席して JRAT の活動開始を周知した(**図 1**)．そのとき，地域災害医療会議で報告された避難所数と避難者数および我々が視察・評価した避難所の状況を踏まえて，「茨城 JRAT の避難所での支援活動は必要であるが，他県からの JRAT の応援は不要であろう」と判断し，JRAT 事務局(東京)に被災状況および必要な支援の程度を連絡した．筆者の活動はここまでであるが，このように災害支援の経験者が，早期に被災地入りして現地の事情に詳しい地域 JRAT とともに状況を評価したうえで支援活動の方向性を協議し，追加支援の必要性などを JRAT 事務局(東京)

JRAT
平成28年
熊本地震JRAT活動検証・研修会
日時　平成29年8月5日　13時15分～17時30分
主催　大規模災害リハビリテーション支援関連団体協議会
共催　第36回全国デイ・ケア大会2017 in 熊本

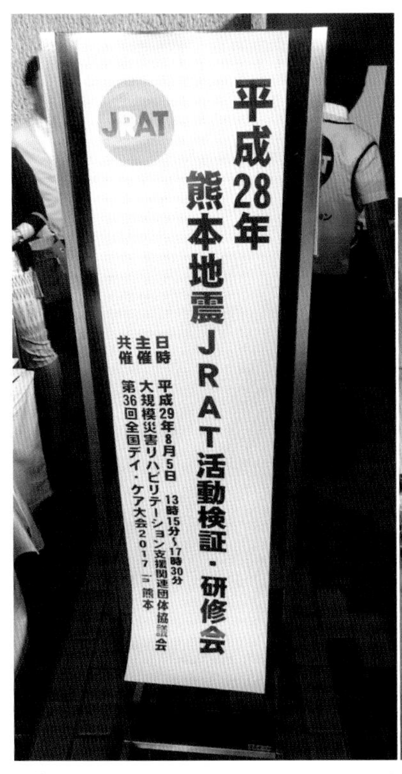

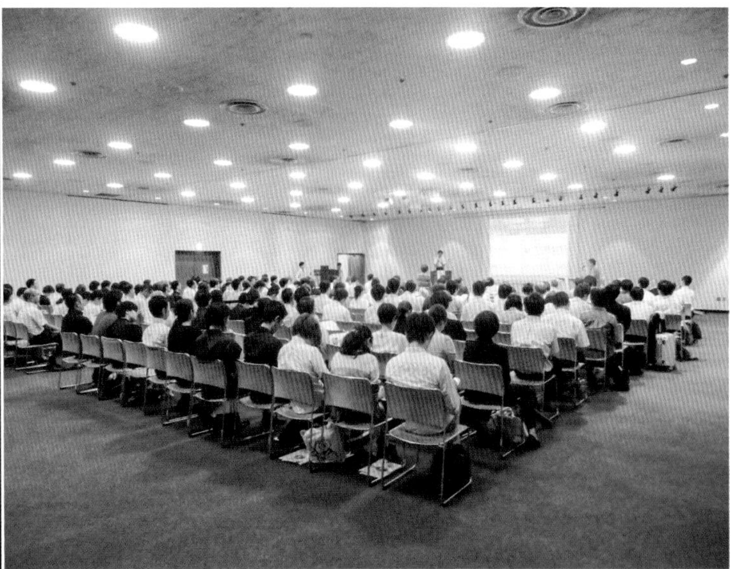

a|b

図 2. 平成 28(2016)年熊本地震 JRAT 活動検証・研修会
a：平成 29(2017)年 8 月 5 日，熊本県立劇場にて開催．約 200 人が参加
b：特別講演 3 講演，一般演題 20 演題に加え，総合討論を行った．

に早急に伝えるという作業が支援活動初動に有用なことを改めて実感した．

3．平成 28(2016)年熊本地震での経験

平成 28(2016)年熊本地震では，隣県の鹿児島 JRAT と宮崎 JRAT が早期から熊本県に支援に入った．また，東日本大震災や関東東北豪雨の支援活動の経験のある理学療法士(2 人)も JRAT 本部から依頼を受け，熊本 JRAT が設置した現地対策本部を支援したが，この初動活動はその後の全国規模の JRAT による支援活動につながった[1]．そこで，これらの活動の経験を共有して今後の活動に生かすために平成 29(2017)年 8 月に JRAT 研修企画委員会と広報委員会が合同で熊本地震の JRAT 活動検証・研修会を開催した[2]（**図 2**）．この会では様々な課題が報告されたが，やはり初動活動が難しかったという報告が多かった．また，災害の規模が大きくなるほど指数関数的に情報量が多くなり，支援と受援を同時に行わなければならない現地 JRAT スタッフの活動も複雑かつ膨大となることが示された．

JRAT-RRT の創設の経緯

1．研修企画委員会の取り組み

JRAT 研修企画委員会は，熊本地震 JRAT 活動検証・研修会で示された「発災後早期に被災地で活動できる人員とそれを派遣する仕組みの必要性」についての議論を重ね，病院内の早期警戒システム(Rapid Response System；RRS)とそのシステム上で活動するチーム(Rapid Response Team；RRT)を参考に，発災後早期から被災地支援の立ち上げを行うチームを JRAT-RRT と名付けて，その養成に取りかかった．

RRS とは 1995 年に豪州で始まり，世界に広まった病院内での早期警戒システムのことである．患者の急激な病態変化を覚知し，その病態変化に迅速に対応することにより患者の危機的状況を未然に防いだり，重症化を軽減したりすることを目的に活動している．

RRS は，① 異常の気づき(RRS の起動)，② RRT の活動，③ 活動データの解析，④ 医療安全

表 1. 過去の災害の JRAT-EWS と実際の JRAT の活動

	震 度	避難者	DMAT	合計スコア	JRAT の活動
長野県神城断層地震	6 弱	438	県内		
スコア	1	1	1	3	A
平成 27(2015)年口永良部島噴火		137	県内		
スコア		1	1	2	B
平成 27(2015)年 9 月関東・東北豪雨		10,272	ブロック内		
スコア		3	2	5	B
平成 28(2016)年熊本地震	7	183,882	ブロックを超えて		
スコア	3	3	3	9	C
鳥取県中部地震	6 弱	2,980	県内		
スコア	1	2	1	4	B
平成 29(2017)年 7 月九州北部豪雨		2,303	ブロック内		
スコア		2	1	3	B
大阪府北部の地震	6 弱	1,785	ブロック内		
スコア	1	2	2	5	B
平成 30(2018)年 7 月豪雨(広島県)		9,846	ブロックを超えて		
スコア		2	3	5	B
平成 30(2018)年 7 月豪雨(岡山県)		21,663	ブロックを超えて		
スコア		3	3	6	C
平成 30(2018)年 7 月豪雨(愛媛県)		9,846	ブロックを超えて		
スコア		2	3	5	B
平成 30(2018)年北海道胆振東部地震	6 強	11,900	ブロック内		
スコア	2	3	2	7	B

*JRAT の活動(A：視察のみ，B：地域 JRAT のみの支援活動，C：他府県からの応援あり)

管理部門からのサポートの 4 つのコンポーネントからなるが，まず① 異常の気づき(RRS の起動)のためには，事前に基準を設けておくことが必要である．この基準は国や施設によって異なるが，一般には英国の National Early Warning Score (NEWS)が有名である．NEWS は患者の呼吸数や血圧などのバイタルサインをスコア化したもので，その合計点数に基準値を設け，基準値を超えて，主治医や担当医が対応困難な場合に，RRT が患者のところへ向かい，期を逃さずに評価・対応を行う[3]．

このシステムを JRAT に当てはめると，基準値を超えた規模の災害が発生し，被災地の地域 JRAT がすぐに対応できない場合に，間髪を入れず被災地に赴いた JRAT-RRT が評価や対応をして現地 JRAT を支援するということになる．

2．JRAT-RRT の出動基準と隊員資格

研修企画委員会では JRAT-RRT の出動基準として，現地に行かなくても把握できる地震の震度，避難者の数，DMAT の派遣状況の 3 つ(風水害の場合は 2 つ)の値を用いて JRAT-Early Warning Score(JRAT-EWS)を決めた．これは，過去の災害時の 3 つ(風水害の場合は 2 つ)の値を算出し実際の活動(**表 1**)と照らし合わせて，JRAT-RRT が出動するための基準値および派遣人数の目安としたものである(**表 2**)．この基準値および JRAT 本部の判断や被災地の地域 JRAT からの要請に基づいて，JRAT 代表が JRAT-RRT の派遣を都度決定することになっている．

また，JRAT-RRT が後顧の憂いなく，発災後早急に現地に入るために，JRAT-RRT のメンバー登録には次の 2 つの条件を設けた．1 つは派遣時の身分保障である．地域 JRAT が各都道府県

表 2.
JRAT-EWS
震度，避難者数，DMATの活動状況により(風水害の場合は震度は省く)合計スコアを算出し，派遣すべきJRAT-RRTの人数と主な活動の目安とする．

スコア	0	1	2	3
震　度	5以下	6弱	6強	7以上
避難者数	1～99人	100人～999人	1,000～9,999人	10,000人以上
DMATの派遣	なし	都道府県内の派遣	ブロック内の派遣	ブロックを超えた派遣

合計スコア	派遣すべきJRAT-RRTの人数	想定される主な活動
0～2	0人	なし
3～5	3～5人	現地視察・地域JRATの支援
6以上	6人以上	現地視察・地域JRATの支援 現地対策本部立ち上げ，県庁へリエゾン派遣

*別途，JRAT本部の判断や地域JRATの支援要請によりJRAT-RRT派遣が考慮される．

表 3. JRAT-RRT隊員養成研修のプログラム
令和元(2019)年3月2日，3日に大阪府愛仁会リハビリテーション病院にて開催した．
直近の災害の現場活動と本部活動について講義を行い，演習も行った．

1日目	2日目
災害医療の歴史とトレンド	平成28(2016)年熊本地震の現地活動本部・調整本部の振り返り
JRATの果たす役割	平成28(2016)年熊本地震の東京本部の活動の振り返り
平成27(2015)年9月関東・東北豪雨の振り返り	平成28(2016)年熊本地震の県庁支援の振り返り
平成28(2016)年熊本地震の初動の振り返り	演習：本部の運営について
平成28(2016)年台風10号被害の支援活動報告	REHUG*の開発と期待すること
平成30(2018)年西日本豪雨災害の初動の振り返り(岡山県)	JRATと地域リハビリテーション支援センター
平成30(2018)年西日本豪雨災害の初動の振り返り(広島県)	筆記試験
平成30(2018)年西日本豪雨災害の初動の振り返り(愛媛県)	総合討論：今後のJRATの取り組みについて
演習：これまでの災害の初動を検証する	JRAT-RRTの登録
演習：RRSとRRT	修了式

*REHUG：大規模災害リハビリテーション支援チーム本部運営ゲーム

と協定を締結しており，災害発生直後からこの協定に基づいて活動中の身分保障があるところは，いまだ少ない．現状，地域JRATが身分保障を得て活動するには，JMAT(日本医師会災害医療チーム)の傘下で活動[4)5)]するか，災害時に発出される被災都道府県からの臨時の活動要請に応じる形での活動しかなく，多くの場合は発災後超急性期には身分保障が得られないまま活動しなければならなくなることが予想される．そこでJRAT-RRTは隊員が所属する施設からの出張扱いでの派遣，つまり交通費など活動に伴う費用は各所属施設が負担し，万が一，事故が起こった場合には労働者災害補償保険が適用されるという条件を職員が所属する施設が了承していることを条件とした．もう1つは事前にJRAT-RRTに関係する訓練を受けていることである．前段の条件をクリアした希望者はJRAT-RRT隊員養成研修会(2日間)の研修を受け無事に試験に合格した後に，晴れて隊員として登録される．

3．JRAT-RRT隊員養成研修

JRAT研修企画委員会では，JRAT-RRT隊員養成研修会のプログラムの作成と隊員募集を行った．応募は地域JRAT代表が窓口となり，施設長から派遣時の身分保障が記載された推薦状と本人の受講申込書の提出を求めた．研修会受講は無料であるが，各施設からの出張扱いとして，会場までの交通費や宿泊費は各施設にそれぞれ負担してもらった．

令和元(2019)年3月2日，3日と両日に大阪府にて研修会を開催した．主な内容はJRATの現場活動と本部活動について各災害の経験者が講義を行い，これまでの災害におけるJRATの初動活動

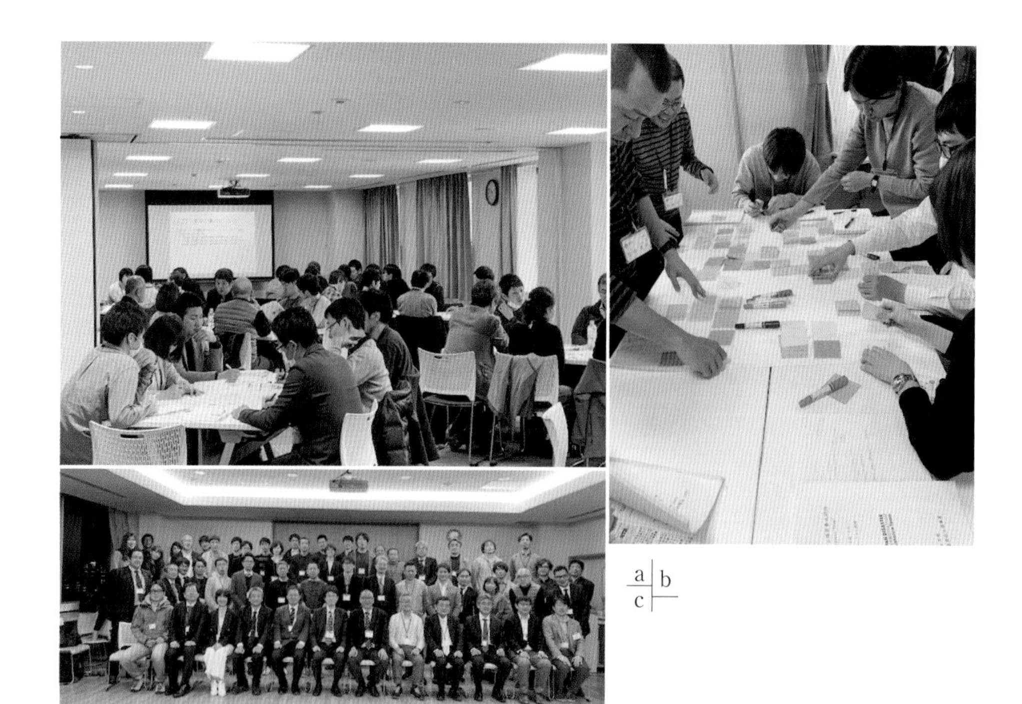

図 3. JRAT-RRT 隊員養成研修
a，b：演習の風景
c：集合写真

をテーブルディスカッションで検証したり，本部運営を演習でシミュレーションしたりした(**表3**)．最後に確認テストを行い合格した53名(合格率は100％であった)をJRAT-RRT隊員として登録した(**図3**)．

JRAT-RRTの活動と今後の方針について

令和元(2019)年8月の前線に伴う大雨による災害(佐賀県)，令和元(2019)年東日本台風(長野県，福島県)にて県外から派遣されたJRAT-RRTが早期から活動した．3県の地域JRATおよびJRAT-RRTの活動日程を一覧すると，3県ともに，発災後2日目に地域JRATが活動を開始し，佐賀県と長野県は発災後5日目に，福島県は10日目にJRAT-RRTが到着し，本部の立ち上げ支援を行っている(**図4**)．それぞれの被災状況や地域の事情により，活動日程や活動内容に差があるが，JRAT-RRTが到着し，本部を立ち上げ，本部機能を充実させて，現地での支援活動とJRAT東京本部との連携を密にすることができていた．

JRAT-RRT隊員は任期2年間であり，再度，研修を受けることにより隊員資格を更新することができる．そのためJRAT-RRT隊員の増員も含め隔年でJRAT-RRT隊員養成研修会の開催を予定していたが，令和2(2020)年度からの新型コロナウィルス感染症の拡大により対面での研修会開催の計画は頓挫した．現在，オンラインでの研修会開催を準備している．

おわりに

災害支援活動は平時に学ぶ機会が少なく[6]，経験して初めて事前準備や学ぶことの大切さを感じる．しかし，地震活動期と呼ばれ，近い将来には首都直下地震や南海トラフ巨大地震が発生すると声高に警告が発せられ，また，小さくない規模の風水害が毎年のように発生している現在，災害支援活動について十分に準備し，また学んでおくことが必要である．発災初期の混乱した時期に被災地に赴き，自ら被災しつつも活動を行う地域JRATを支援する訓練や経験を積んだJRAT-RRTの養成はその準備の1つであり，JRAT-RRTは今後も災害支援において重要な役割を果

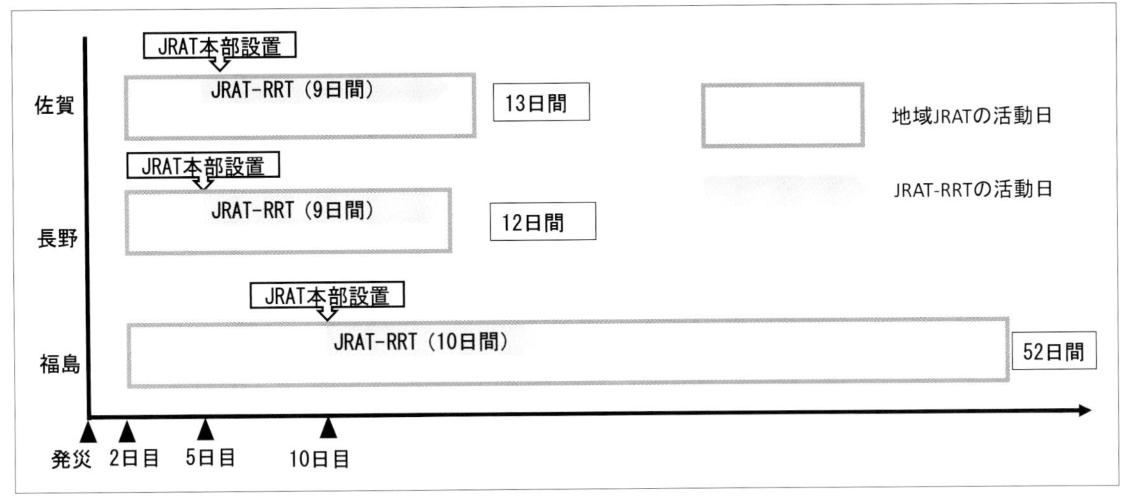

図 4. 令和元(2019)年の災害時の地域 JRAT と JRAT-RRT の活動開始日と活動日数
地域 JRAT は，発災後 2 日後活動を開始し，JRAT-RRT は佐賀県，長野県では 5 日目，福島県には 10 日目に支援に入り，JRAT 本部の立ち上げ支援を行った．

たすものと期待している．

文　献

1）三宮克彦：熊本地震における大規模災害リハビリテーション支援関連団体協議会(JRAT)の活動．日転倒予会誌，**4**：19-26，2018．
2）大規模災害リハビリテーション支援関連団体協議会(JRAT)編：熊本地震災害リハビリテーション支援報告書．平成 29(2017)年 3 月，〔https://www.jrat.jp/images/PDF/pdf_20171106.pdf〕(2021 年 9 月 15 日引用)
3）安宅一晃：迅速対応システム(Rapid Response System RRS)の概念と定義．ICU と CCU，**40**：251-256，2016．
4）長島公之：日本医師会からみた災害医療と災害リハビリテーション．臨床リハ，**30**：255-259，2021．
5）冨岡正雄ほか：JRAT の組織化と平時の準備．総合リハ，**46**：991-993，2018．
6）冨岡正雄ほか：リハビリテーション関連職への災害支援活動に対する教育システム―大阪での取り組み．地域リハ，**10**：112-116，2015．

MB Med Reha **No.272**：**51-61**, 2022

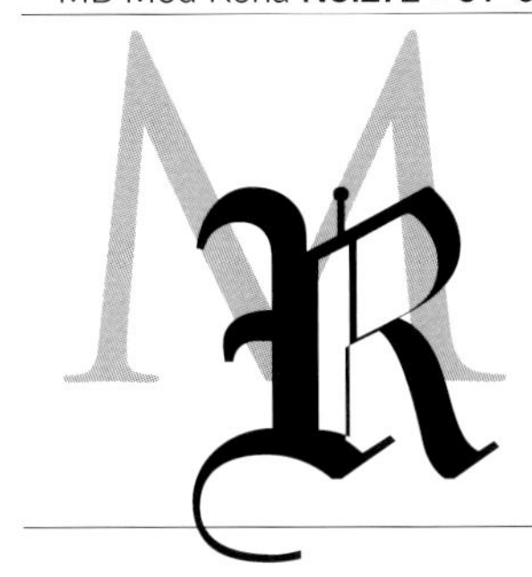

特集／大規模災害下でのリハビリテーション支援を考える

令和元年佐賀豪雨における佐賀 JRAT の活動をとおして

浅見豊子[*1]　片渕宏輔[*2]

Abstract　佐賀 JRAT は，2019 年佐賀豪雨災害などにおける佐賀 JRAT の活動を通して多くのことを経験したことにより，佐賀に応じた地域 JRAT 体制の構築に至り，2020 年 6 月 5 日に「佐賀 JRAT」として佐賀県と協定を締結した．今後も，JRAT 本部と情報を共有しながら，平時より行政や DMAT，JMAT，DHEAT などの他の災害医療団体と交流を深め連携をはかっていくことが重要であると考えている．そして，平時においては，災害リハビリテーションにかかわる人材育成のために，地域研修や全国研修を活用して災害リハビリテーション支援チームの教育や，市民講座や広報などによる地域住民の教育も必要であると考えている．これらの平時の備えが，発災時における円滑な連携による情報の一元化・共有化を可能とし，地域 JRAT として組織的で直接的な災害リハビリーテション支援活動の適切な提供につながるものと思われる．

Key words　災害リハビリテーション(disaster rehabilitation activities)，Japan Disaster Rehabilitation Assistance Team；JRAT，地域 JRAT(Local JRAT)，佐賀 JRAT(Saga JRAT)，Rapid Response Team；RRT

はじめに

2020 年 4 月 1 日に一般社団法人となるとともに名称が変更された日本災害リハビリテーション支援協会(Japan Rehabilitation Assistance Team；JRAT)の前身は，東日本大震災リハビリテーション支援 10 団体(2011 年 4 月 13 日設立)の活動を基に，さらにリハビリテーション関連 3 団体が参画し 2013 年 7 月 26 日に再結成された大規模災害リハビリテーション支援関連団体協議会(JRAT)である．JRAT はその後，2015 年 9 月 9・10 日の関東・東北豪雨災害，2016 年 4 月 14・16 日の熊本地震災害，2018 年 7 月の西日本豪雨災害，同 9 月の北海道胆振東部地震災害などの度重なる豪雨災害においても，DMAT や JMAT，DEHEAT をはじめとした他の災害支援関連団体との連携のもと，リハビリテーション医学・医療の視点から関連専門職が組織的に支援を展開し，被災者・要配慮者などの早期自立生活の再建・復興をはかるために活動をしてきた．そして現在，JRAT が目指しているものが，① 全国 47 都道府県での「地域 JRAT 設立」とブロック単位における情報共有・組織化，② 都道府県行政および DMAT，JMAT など災害医療支援団体との協業体制の構築，③ 平時からの教育・啓発・人材育成などとなっている[1)2)]．

今回，「地域 JRAT」として組織化している「佐賀 JRAT」のこれまでとこれからについて，2019 年佐賀豪雨災害における活動経験[3)]を含めて述べたい．

*1 Toyoko ASAMI，〒 849-8501 佐賀県佐賀市鍋島 5-1-1　佐賀大学医学部附属病院リハビリテーション科，診療教授／佐賀 JRAT，代表

*2 Kousuke KATAFUCHI，佐賀県医療センター好生館リハビリテーションセンター，リハビリ技士長／佐賀 JRAT，事務局

九州担当県	開　始	終　了	MD	PT	OT	ST
熊本震災	4月16日					
鹿児島	4月16日	4月20日	2名			
宮　崎	4月16日	4月21日	1名	1名		
佐　賀	4月20日	4月24日	1名	1名		1名
沖　縄	4月22日	4月26日	1名	2名		
東　京	4月23日	4月24日	1名			
長　崎	4月23日	4月26日	1名	2名	1名	

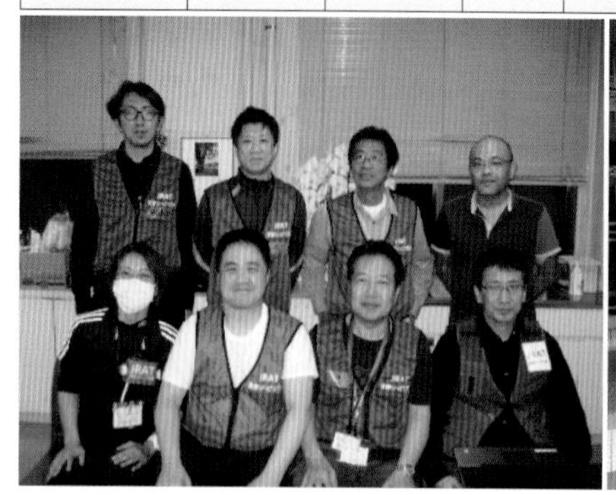

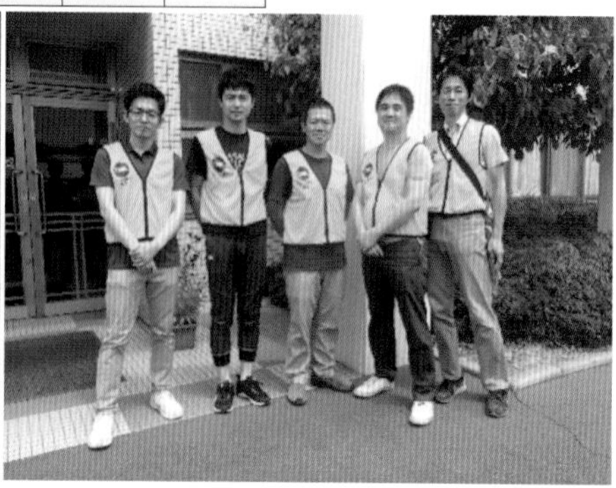

a
b | c

図 1. 佐賀チームの支援
a，b：熊本地震への支援(佐賀チーム：リハビリテーション科医，PT，ST 各 1 名の計 3 名と熊本 JRAT メンバー，JRAT 近藤副代表)
c：平成 30(2018)年 7 月豪雨への支援：岡山(佐賀チーム：リハビリテーション科医，OT 各 1 名，PT 2 名の計 4 名と岡山 JRAT のメンバー)

佐賀災害リハビリテーション推進協議会(佐賀 JRAT)設立までの主な経緯

佐賀 JRAT の活動を経年的に次に示す.

2013 年

12 月 21 日～22 日　第 3 回災害リハビリテーション・コーディネーター研修会への参加より，佐賀 JRAT としての活動は始まった.（参加者：佐賀県リハビリテーション科医会；山之内直也医師，佐賀県理学療法士会；小栁伸一郎会長，佐賀県作業療法士会；川邉千津子，佐賀県言語聴覚士会：村岡俊一)

その後　JRAT 本部との情報交換を継続するほか，JRAT の本の分担執筆に山之内直也医師がかかわった.

2016 年

4 月 16 日　平成 28(2016)年熊本地震が発災した.

4 月 20 日～24 日　熊本・大分の震災において，JRAT の要請を受け佐賀県も佐賀チーム(リハビリテーション科医，PT，OT 各 1 名の計 3 名)を結成し，JRAT 熊本本部を設置した熊本機能病院にチームを派遣し，支援活動を行った(**図 1**)[4]．この災害が，佐賀 JRAT にとって組織化の必要性を強く感じさせるものとなった.

2017 年

2 月 18 日　佐賀大学医学部にて，2016 年度 JRAT 九州ブロック推進会議を開催した.

- 「JRAT の活動状況」
  【講師】JRAT　近藤国嗣副代表
- 「九州ブロック各地域での取り組み状況と課題報告」【報告者】熊本県：田代桂一先生，大分県：根橋良雄先生，鹿児島県：緒方敦子先生，宮崎県：財津由忠先生，長崎県：松坂誠應先生，福岡県：赤津嘉樹先生，沖縄県：又吉　達先生，佐賀県：山之内直也先生

5月13日　第68回佐賀リハビリテーション研究会にて特別シンポジウムを開催した.

- 特別シンポジウム「熊本地震への対応」【シンポジスト】佐賀県医師会地域担当：山津善保理事，佐賀県リハビリテーション科医会：山之内直也世話人，佐賀県理学療法士会：小栁伸一郎会長，佐賀県作業療法士会：倉富　眞会長，佐賀県言語聴覚士会：緒方和則会長

5月17日　熊本・大分県の震災への佐賀チーム派遣やJRAT九州ブロック推進会議の開催により，避難所や仮設住宅における高齢・障害者の生活不活発病や関連死などという諸問題を考える機会を得て，また全国規模の地域JRAT設立の動きに連動した形で，佐賀県でもリハビリテーション関連団体などによる佐賀県災害リハビリテーション推進協議会(佐賀JRAT)の結成に向けて準備を進めた.

7月11日　佐賀県医師会(担当：山津善保理事)より，佐賀JRATへの協力，世話人会委員参画の了承を得た.

7月12日　佐賀県庁医務課(山田係長)に設立および設立記念研修会について相談した.

8月8日　佐賀県庁にて医務課と打ち合わせたうえで，佐賀県災害リハビリテーション推進協議会(佐賀JRAT)を結成した.

11月25日　佐賀大学医学臨床大講堂にて佐賀リハビリテーション研究会・市民公開講座「JRAT佐賀」設立記念研修会を開催した(**図2**).

- 「JRAT佐賀」設立シンポジウム【シンポジスト】県庁医務課：山田良和係長，県庁長寿社会課：平野一暢係長，佐賀県医師会(災害担当理事：枝國源一郎理事，地域担当理事：山津善保理事，佐賀県リハビリテーション科医会：山之内直也世話人，佐賀県理学療法士会：片渕宏輔会長，佐賀県作業療法士会：倉富　眞会長，佐賀県言語聴覚士会：緒方和則会長
- 特別講演「リハビリテーションからみた大規模災害への準備—地方自治体と共に進む徳島の場合—」(講師：徳島大学リハビリテーション部加藤真介教授)

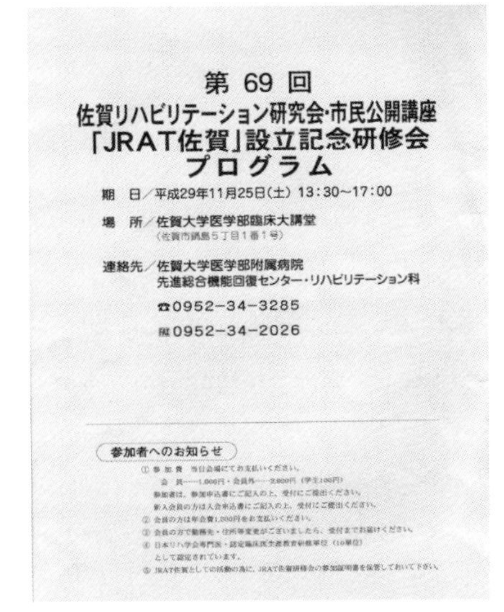

図 2. 「JRAT佐賀」設立記念研修会プログラム
2017年11月25日に佐賀大学にて「JRAT佐賀」設立記念研修会を開催した.

2018年

6月28日〜7月8日　平成30(2018)年7月豪雨が発災した.

8月20日〜23日　平成30(2018)年7月豪雨によって甚大な被害を受けた岡山県倉敷市において，JRATの要請を受けて佐賀チームを結成し，JRAT岡山本部を設置した倉敷リハビリテーション病院にスタッフを派遣し，支援活動を行った(**図1-c**).

11月17日　第71回佐賀リハビリテーション研究会において，第2回JRAT佐賀研修会を開催した.

- シンポジウム「この1年間の取り組みなど」【シンポジスト】佐賀県庁医務課：川崎浩嗣係長，佐賀県リハビリテーション科医会：山之内直也世話人，佐賀県理学療法士会：片渕宏輔会長，佐賀県作業療法士会：倉富　眞会長，佐賀県言語聴覚士会：緒方和則会長
- 特別講演「災害リハ支援」JRATの本質と重要性〜発災時外傷(脊髄損傷)から避難所生活不活発症まで：その戦略的対策〜(講師：JRAT栗原正紀代表)

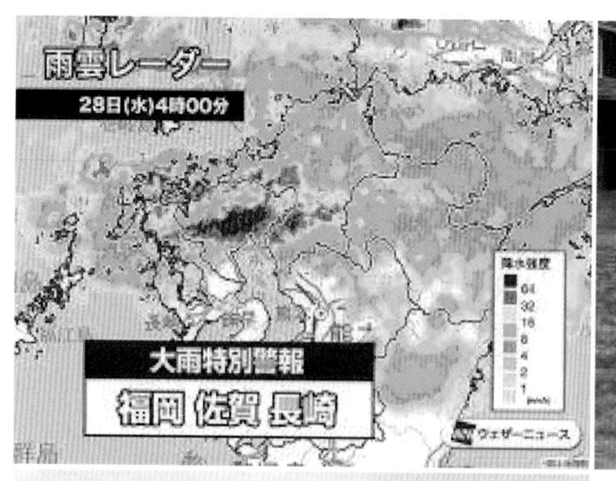

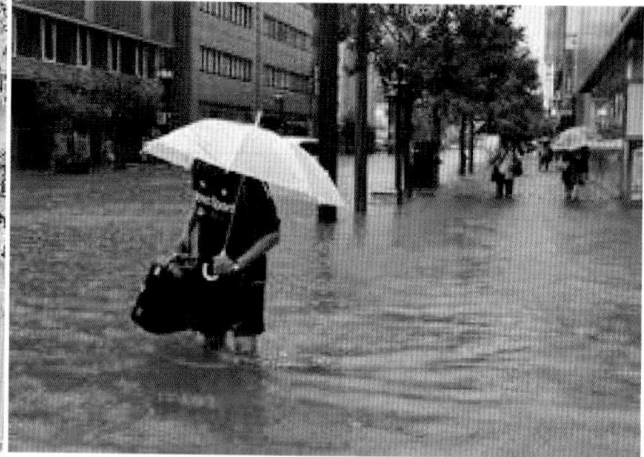

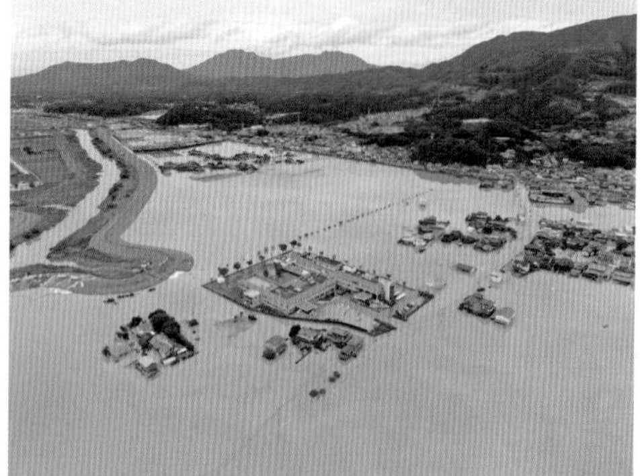

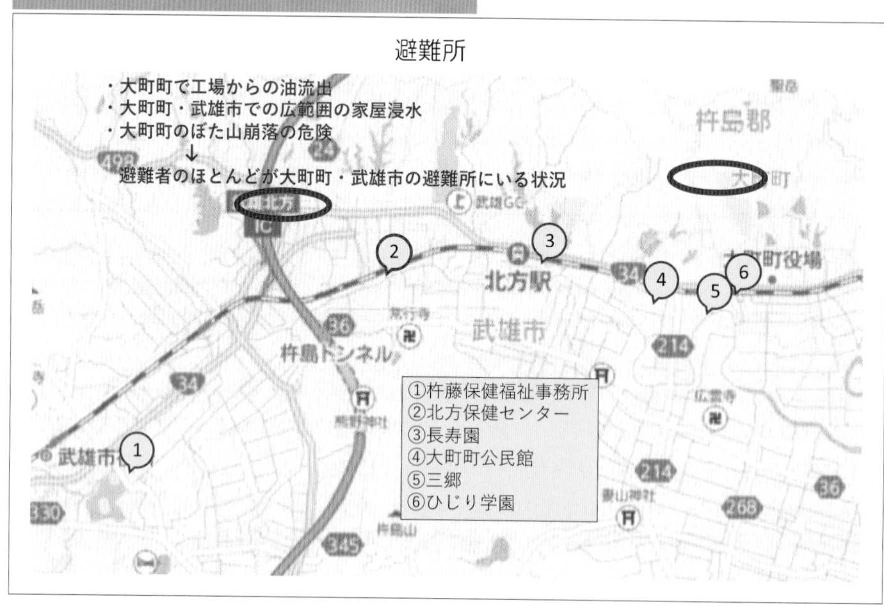

図 3. 佐賀豪雨
a：当時の雨雲レーダー
b：佐賀駅前の状況：膝までの水位
c：大町町の状況：病院が孤立
d：避難所設置場所
2019年8月27日に線状降水帯に伴う大雨により，佐賀市や大町町，白石町など各地で1時間雨量，24時間雨量の1位を更新し，各地で大規模な浸水被害を起こした．その結果，死者4人，床上浸水1,645棟，農業被害127億円などの被害となった．

2019年

8月28日　令和元(2019)年佐賀豪雨が発災した(**図 3**)．

8月30日　佐賀JRATとして現地に出向き情報収集をすることから始動した(**図 4**)．

8月31日　佐賀JRATが佐賀県の要請を受けて活動を開始した(**図 4～6**)．

その間　RRT(Rapid Response Team)の支援を受けながら佐賀JRATとしての活動を行った(**図 4，5**)．

9月12日　佐賀JRATとしての活動を撤退した(**図 4**)．

11月9日　第73回佐賀リハビリテーション研究会において，第3回JRAT佐賀研修会を開催した．

• シンポジウム「佐賀豪雨災害におけるJRAT活

NO	活動月日	曜日	状況	避難者数	参加者	Dr	PT	OT	ST	RRT(他県ロジ)
	8月28日	水	発災	2940						
	8月29日	木		1629						
1	8月30日	金	始動	486	4	2	1	1	0	0
2	8月31日	土	県要請	375	3	0	2	0	1	0
3	9月1日	日		347	5	0	3	1	1	0
4	9月2日	月			7	1	1	3	0	2 （長崎・熊本）
5	9月3日	火			5	1	1	1	0	2
6	9月4日	水			8	1	2	3	0	2
7	9月5日	木			7	0	2	3	0	2
8	9月6日	金	+JMAT		11	1	3	2	1	4 （長崎・熊本+鹿児島）
9	9月7日	土			9	1	3	2	1	2
10	9月8日	日			10	1	4	3	0	2
11	9月9日	月		138	9	1	3	3	0	2
12	9月10日	火			7	1	2	2	0	2
13	9月11日	水			6	1	3	2	0	0
14	9月12日	木	撤退		6	1	3	2	0	0
				延べ参加人数	97	12	33	28	4	20
				延べ参加日数	14	11	14	13	4	9

佐賀 JRAT におけるロジスティクス業務(情報の管理)

1）JMAT，JRAT 本部との連絡調整
- 佐賀県医師会や JRAT 東京本部との情報共有

2）関係諸機関との情報共有，連絡調整
- 朝，夕の対策本部会議への出席，行政との情報共有
- 他の災害支援チームとの情報共有や調整
- 避難所情報などの取りまとめ

3）JRAT 活動本部内の情報共有
- 活動終了チームからの申し送りを次チームにつなげる
- 電話，メールによる問い合わせの対応
- 時系列活動記録作成(クロノロジー：通称クロノロ)
- 活動報告のとりまとめ，日報の作成

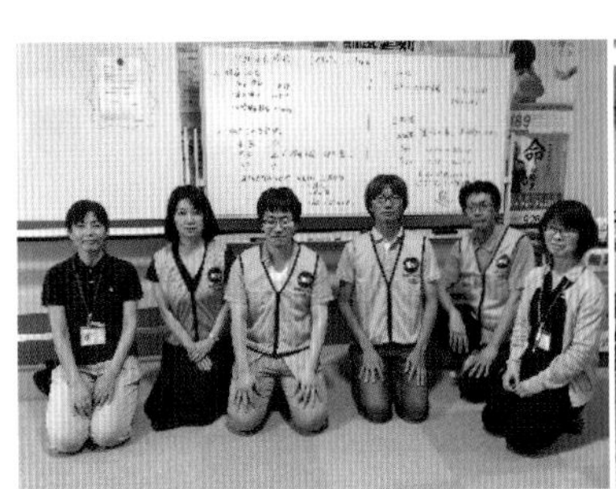

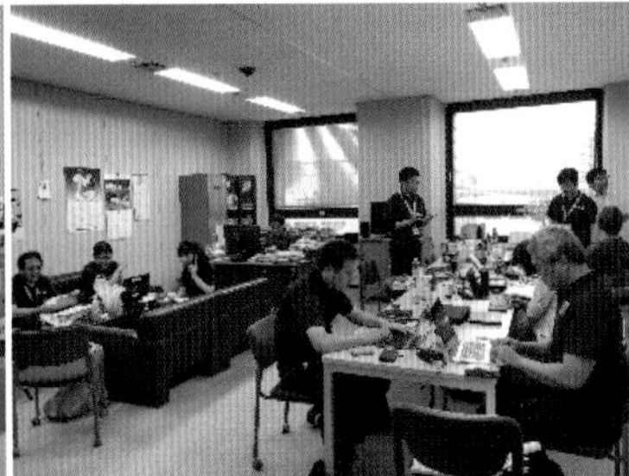

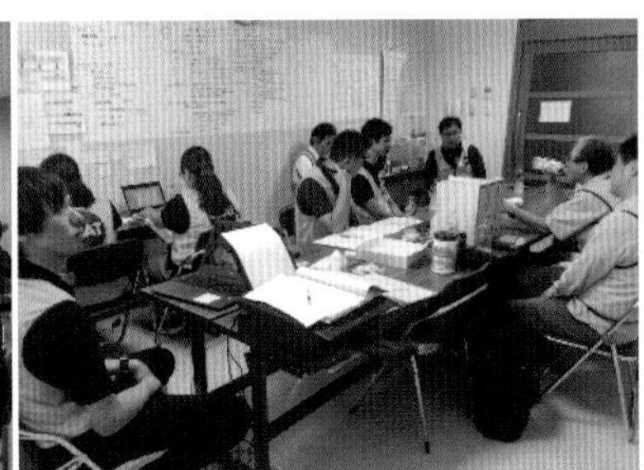

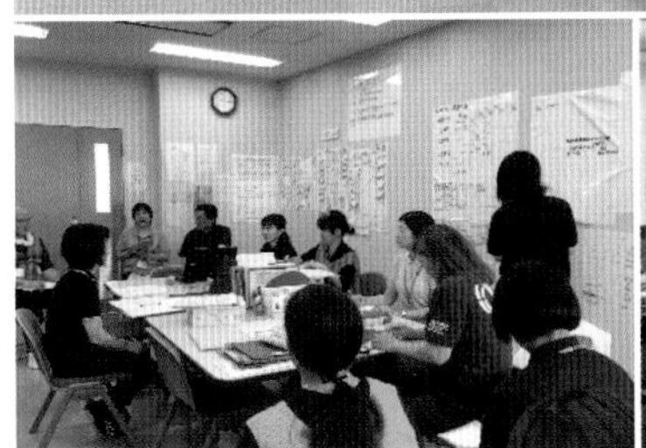

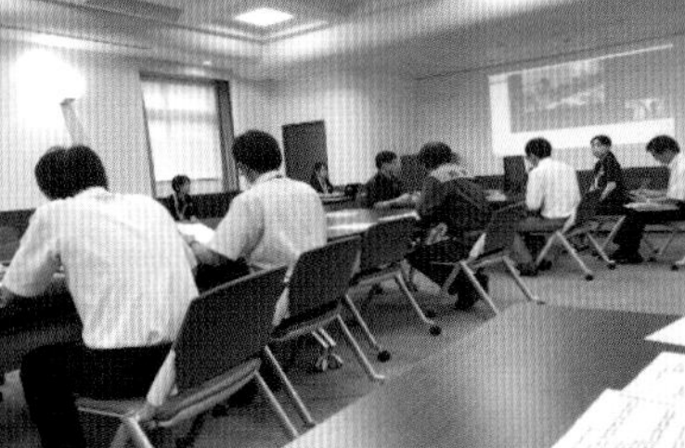

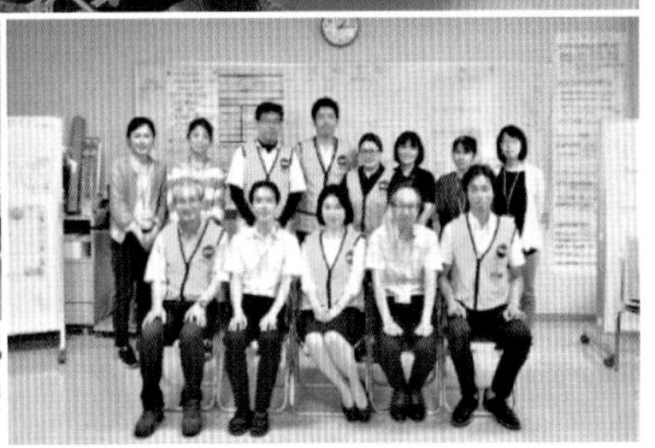

a		
b		
c	d	e
f	g	h

図 4.
佐賀 JRAT の活動(連携活動)
a：活動実績の内容
b：ロジスティクス業務の内容
c：佐賀 JRAT 始動日(大町町避難所スタッフの皆様と)
d：保健医療調整本部(佐賀県庁)
e：現地保健医療調整本部(杵藤保健所福祉事務所)における佐賀 JRAT
f：現地における他の災害支援チームとの会議
g：保健医療調整本部(佐賀県庁)で毎日夕方に開催される対策本部会議へ出席
h：佐賀 JRAT 撤退日(現地保健医療調整本部；杵藤保健所福祉事務所スタッフの皆様と)

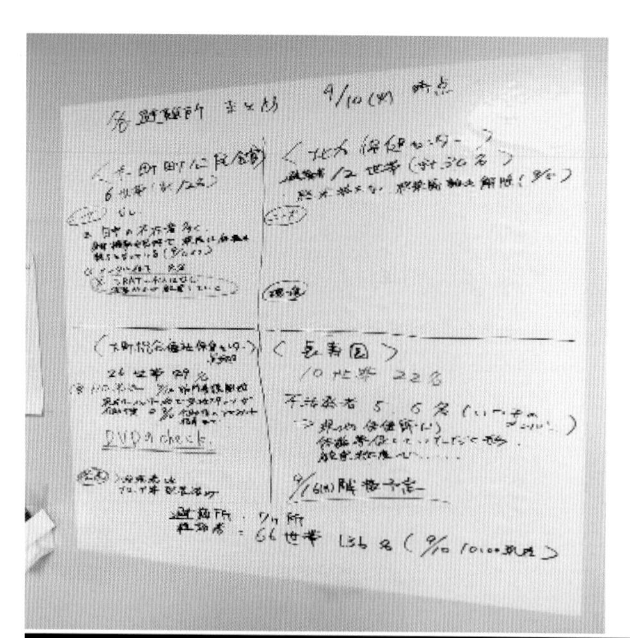

9月12日

時　間	発	受	内　容
8：00			調整本部到着(倉富 OT，片渕 PT，北島 PT，熊谷 OT，峰松 PT)
8：00	ロジ(熊谷，峰松)	倉富，片渕，北島	オリエンテーション，本日の活動予定申し送り(本日にて活動終了の報告および引継ぎ)
8：15	熊谷	倉富	本日のメンバー交代の連絡(村田 Dr⇒浅見 Dr)
8：20			活動チーム出発(倉富 OT，片渕 PT，北島 PT)
8：30	熊谷	杵藤保健福祉事務所	本日の活動予定を保健所本部へ提出
8：45	倉富	峰松	活動チーム美郷到着　9時からの会議出席予定
8：50	杵藤保健福祉事務所	熊谷	本日の活動予定については県のドライブへ報告してください(本日分は紙での提出は不要)
10：20	片渕	峰松	美郷会議が終了し，その後美郷のラウンドを行い，大町町公民館へ移動
10：23	片渕	熊谷	大町町公民館　到着　ラウンドへ
10：33	片渕	熊谷	大町町公民館　活動終了　⇒長寿園へ移動
10：40	片渕	熊谷	長寿園へ到着
11：03	片渕	峰松	長寿園　避難者夜 21 名　昼は 4 名　⇒北方保健センターへ移動
11：10	片渕	峰松	北方保健センター　到着
11：25	片渕	峰松	北方保健センター活動終了　避難者 30 名(昼間は 5 名) 5 名の避難者の中で 1 名膝痛の方あり，以前は医療機関で対応してもらっていたが現在は移動手段がないとのこと．保健センター職員に移動手段について相談した 下痢の症状の方が 1 名おられ，保健センター内の診察室にて個別対応している 大町町役場へ出発　県の三角室長との会議
11：38	片渕	峰松	大町町役場到着　会議出席
12：05	片渕	熊谷	会議終了　⇒会議内容を大町町避難所本部(美郷)へ伝えに行く

図 5． 佐賀 JRAT の活動(現場活動)
a：各避難所状況
b：活動報告(日報)

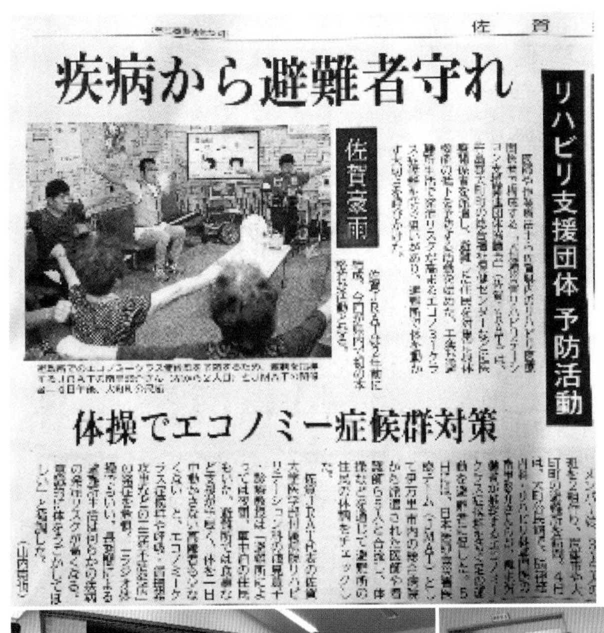

佐賀

疾病から避難者守れ

リハビリ支援団体 予防活動

佐賀豪雨

体操でエコノミー症候群対策

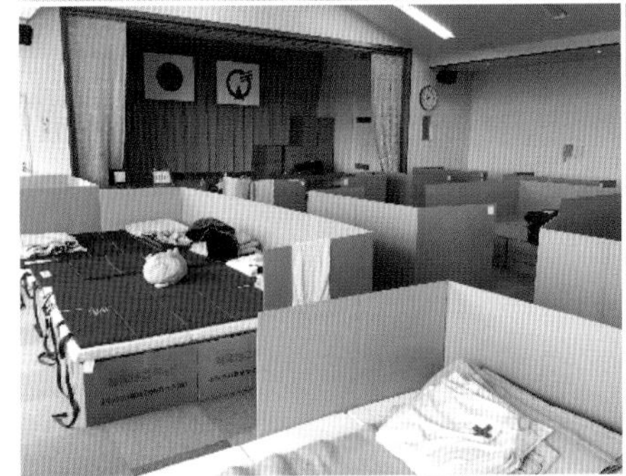

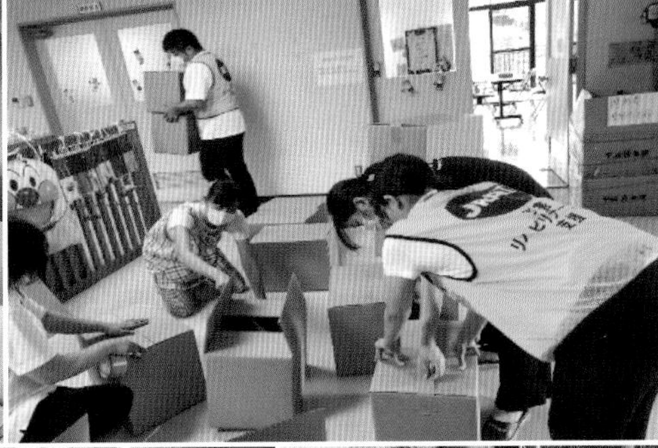

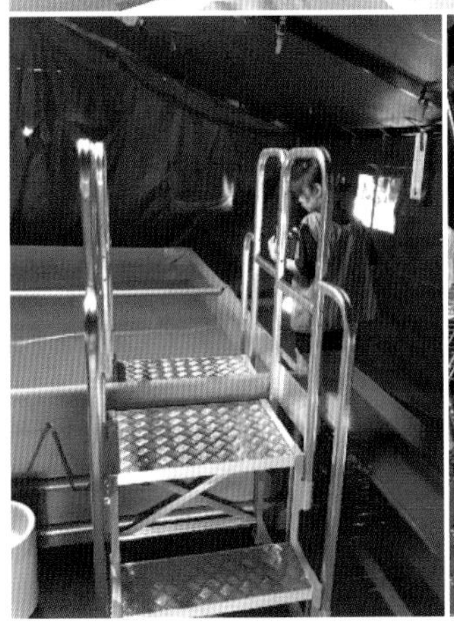

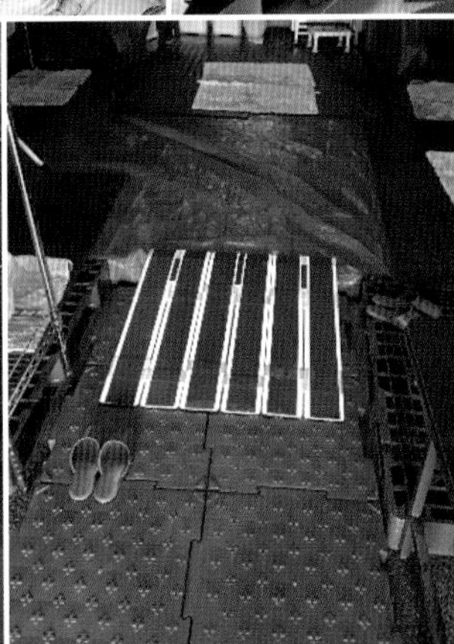

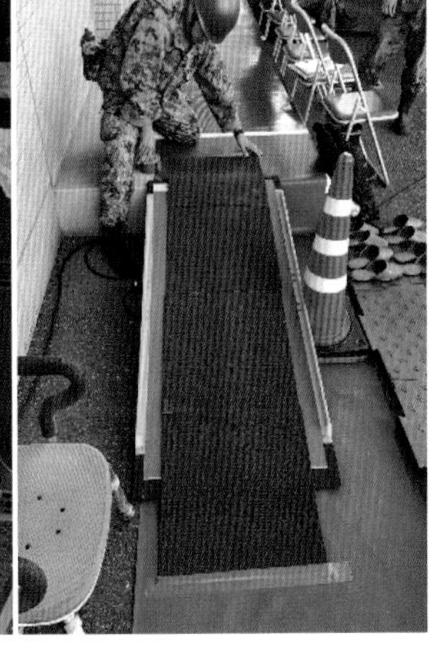

図 5. つづき

c		
d		e
f	g	h

c：活動取材(佐賀新聞)
d：段ボールベッドの設置
e：段ボールベッドの作製
f：浴槽へ入る階段と浴槽内へ降りる階段の２台の簡易階段を設置
g：車イス利用者などのために段差解消簡易スロープを設置
h：段差解消簡易スロープを設置

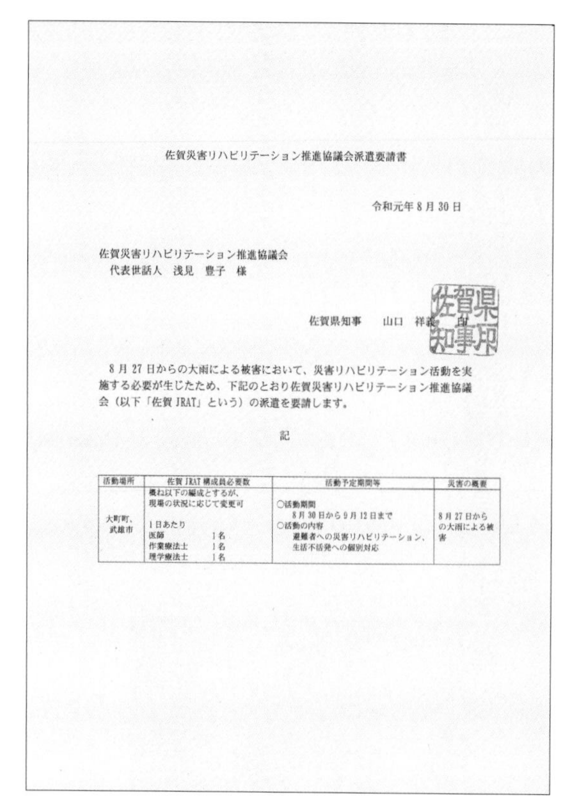

佐賀災害リハビリテーション推進協議会派遣要請書

令和元年8月30日

佐賀災害リハビリテーション推進協議会
代表世話人　浅見　豊子　様

佐賀県知事　山口　祥義　印

8月27日からの大雨による被害において、災害リハビリテーション活動を実施する必要が生じたため、下記のとおり佐賀災害リハビリテーション推進協議会（以下「佐賀JRAT」という）の派遣を要請します。

記

活動場所	佐賀JRAT構成員必要数	活動予定期間等	災害の概要
大町町、武雄市	概ね以下の編成とするが、現場の状況に応じて変更可 1日あたり 医師　1名 作業療法士　1名 理学療法士　1名	○活動期間 8月30日から9月12日まで ○活動の内容 避難者への災害リハビリテーション、生活不活発への個別対応	8月27日からの大雨による被害

図6．佐賀県知事からの佐賀JRAT派遣要請書

動」(シンポジスト：佐賀JMAT理学療法士，佐賀JRATリハビリテーション科医，同理学療法士2名，同作業療法士1名)

11月13日　令和元(2019)年8月佐賀豪雨災害に伴う保健医療活動に関する振り返りが佐賀県庁にて行われた．佐賀JRATからは浅見豊子代表と倉富　眞副代表が出席した．

11月30日～12月1日　地域JRAT全国研修会が開催され，佐賀JRAT浅見豊子代表と片渕宏輔副代表が参加した．

- 事例報告「最近の災害における地域JRATの活動報告」として，佐賀JRAT浅見豊子代表も佐賀豪雨の活動報告を行った．

2020年

6月5日　「佐賀JRAT」としての各種書類を整備したうえで(**図7**)，「佐賀JRAT」は佐賀県と協定締結した(**図8**)．

2019年佐賀豪雨災害などにおける佐賀JRATの活動の成果

1．現場でのJRATの有用性の確認

他の医療チームからのJRATへの期待が大きいことや，JRAT活動による支援成果があることを実感した．

2．RRTの有用性の確認

経験値の少ない地域JRATの活動における現場において，即戦力による支援は非常に意義があり，長崎，熊本，鹿児島からのRRTによるロジスティクス支援は活動の大きな力となった．

3．本災害の特徴

これまでの大規模災害に比べ，避難所の規模は大きくならずに済み，地域の保険診療や介護保険サービスが使用できたため，早期に復旧期・復興期へ到達できたと考えられた．

4．佐賀県との協定締結

本活動が佐賀県と佐賀JRATの協定締結，そして「佐賀県地域防災計画　令和2年8月14日修正版」への収載につながった(**図7，表1**)．

佐賀JRATのこれから

今後の佐賀JRATの課題としては次の点が挙げられると考えている．

1．運営内容の整備と周知

佐賀県および加盟団体と協定やマニュアルに基づいた県内外活動内容について再確認し，関係機関と共有する．

2．組織体制の強化

佐賀JRAT支援チーム員による個人協力とともに，医療・介護機関などの施設協力も得ることにより組織力を高め，ネットワークの構築と連携を強化する．

3．関連組織との強固な関係性構築

佐賀JRAT加盟団体はもとより，地域内の行政や災害医療団体との連携活動を推進する．

4．JRAT活動のための教育

佐賀JRATとしての研修会や全国研修会への参

佐賀災害リハビリテーション推進協議会　会則

第一章　総則
(名称)
第１条　この会は、佐賀災害リハビリテーション推進協議会（略称：佐賀ＪＲＡＴ）（以下「本会」という。）と称する。
(事務局)
第２条　本会は、佐賀県リハビリテーション３団体協議会（佐賀市兵庫北６丁目４番３９号）に事務局を置く。

(目的)
第３条　本会は、佐賀県におけるリハビリテーション関連団体の結束に基づき、災害リハビリテーションの教育・普及・啓発および災害リハビリテーションコーディネーターや支援チームの組織化、訓練、人材育成、ＤＭＡＴやＪＭＡＴ等との連携、佐賀県および全国規模の災害時における直接的支援活動等を目的として結成する。
(事業)
第４条　本会は、佐賀県の災害リハビリテーション支援団体として、次の事業を行う。
（１）大規模災害時リハビリテーション活動の普及並びに啓発に関する事業
（２）大規模災害時リハビリテーション活動に必要な研修事業
（３）協力医療機関及び協力員のネットワーク事業
（４）大規模災害時の直接支援活動
（５）その他、本協議会の目的達成に必要な活動

第二章　組織
(会員)
第５条　本会の会員は、以下のとおりとする。
（１）佐賀県リハビリテーション科医会、佐賀県歯科医師会、佐賀県看護協会、佐賀県理学療法士会、佐賀県作業療法士会、佐賀県言語聴覚士会、日本義肢協会佐賀県支部
（２）本会の趣旨に賛同し、本会の事業に協力する機関（以下「協力機関」という。）

(会費)
第６条　本会の会費は以下のとおりとする。
（１）第５条第１項第１号の各団体は、会費を徴収しない。
（２）第５条第１項第２号の協力機関は、入会費１０，０００円を納入する。

(世話人会)

佐賀災害リハビリテーション支援チーム員登録に関する内規

1. 佐賀災害リハビリテーション推進協議会は、佐賀 JRAT として派遣する要員の登録を行い、名簿を保管する。
2. 佐賀 JRAT の一員として活動を希望する者は所定の研修を修了し、規定の履修ポイント（下表参照）に達した後に、別途「佐賀 JRAT チーム員申請書」および「佐賀災害リハビリテーション支援チーム員登録票及び承諾書」を佐賀災害リハビリテーション推進協議会に提出する。規定の履修ポイントは合計 100 ポイント以上を取得していることとする。但し、令和元年佐賀豪雨災害において佐賀 JRAT の一員として被災地活動を行った者は、移行措置としてこれを免じ、「佐賀災害リハビリテーション支援チーム員登録票及び承諾書」の提出をもってこれを受理するものとする。
3. 災害リハビリテーション支援チームとして登録される職種を以下に示す。
医師、看護師、理学療法士、作業療法士、言語聴覚士、義肢装具士、介護福祉士、社会福祉士、医療ソーシャルワーカー、管理栄養士、介護支援専門員、その他の医療、介護、福祉の専門職
4. 佐賀災害リハビリテーション推進協議会にて受理された者を「佐賀災害リハビリテーション支援チーム員予定者登録簿」に登録し、佐賀県へ提出する。

佐賀県災害リハビリテーション支援チーム員登録に関わる履修ポイント基準

大項目	項目	履修ポイント	備考
災害リハビリテーション研修会受講	全国 JRAT 主催研修会	30	
	佐賀災害リハビリテーション推進協議会主催・共催の研修会（座学）	20	60 分×1 コマ以上
	佐賀災害リハビリテーション推進協議会主催・共催の研修会（ワークショップを含む）	30	60 分×2 コマ以上の研修 DREAG*、REHUG*等
	JIMTEF*災害医療研修	30	ベーシック、アドバンス、スキルアップ・コース其々につき付与
	その他災害リハビリテーションに関する研修会	10	60 分×1 コマ以上 受講証明書等の提出
災害リハビリテーション研修会での講師	全国 JRAT 主催研修会	30	
	都道府県 JRAT 主催研修会	20	
	その他災害リハビリテーションに関する研修会	10	
被災地での活動経験	JRAT での活動（県内外への派遣）	10	被災地活動 1 日あたり（例：3 日活動＝30 ポイント）
	その他団体での活動（JMAT、日赤等）	5	被災地活動 1 日あたり（ボランティア活動を除く）

*JIMTEF：Japan International Medical Technology Foundation（公益財団法人　国際医療技術財団）
*DREAG：Disaster Rehabilitation Assistance Game（大規模災害リハビリテーション支援ゲーム）
*REHUG：Rehabilitation Honbu Unei Game（大規模災害リハビリテーション支援チーム本部運営ゲーム）

佐賀災害リハビリテーション推進協議会

連携マニュアル

私たちは大規模災害に備え、リハビリテーション支援チームの育成・組織化・ネットワークの構築、災害医療チームとの連携を推進していきます。
大規模災害時においては、佐賀県からの要請を受け、速やかに佐賀災害リハビリテーション支援チーム(Saga Japan Rehabilitation Assistance Team；以下「佐賀JRAT」という)を編成し、被災者、要配慮者等の災害関連死、生活不活発病等を防ぐために、リハビリテーション医学及び医療の視点から、関連専門職が組織的に支援を展開するとともに、支援対象者の生活再建に向けた活動を行います。

佐賀災害リハビリテーション推進協議会

<加盟団体>
佐賀県リハビリテーション科医会
佐賀県歯科医師会
佐賀県看護協会
佐賀県理学療法士会
佐賀県作業療法士会
佐賀県言語聴覚士会
日本義肢協会佐賀県支部

目次

a|b
c

図 7. 佐賀 JRAT 各種書類
a：佐賀災害リハビリテーション推進協議会会則
b：佐賀災害リハビリテーション支援チーム員登録に関する内規
c：佐賀災害リハビリテーション推進協議会連携マニュアル

加を促進し，支援チーム員，災害リハビリテーションコーディネーター，RRT などの育成に努める．

5．防災に対する習熟と連携

地域の災害研修会や防災訓練などにもかかわり，協力体制の構築・連携をはかる．また，支援の知識や技術の習熟に努めることにより，佐賀 JRAT としての災害リハビリテーション支援のより適切な在り方について確認する．

6．広　報

各団体の情報媒体や，行政情報を活用して，佐賀 JRAT をはじめ災害リハビリテーションに関する広報活動を通して，一般市民への啓発を促す．

おわりに

佐賀 JRAT は，特に 2019 年 8 月の佐賀豪雨を通じて多くのことを学び，その結果として佐賀県との協定締結までに至った．今後は，佐賀 JRAT

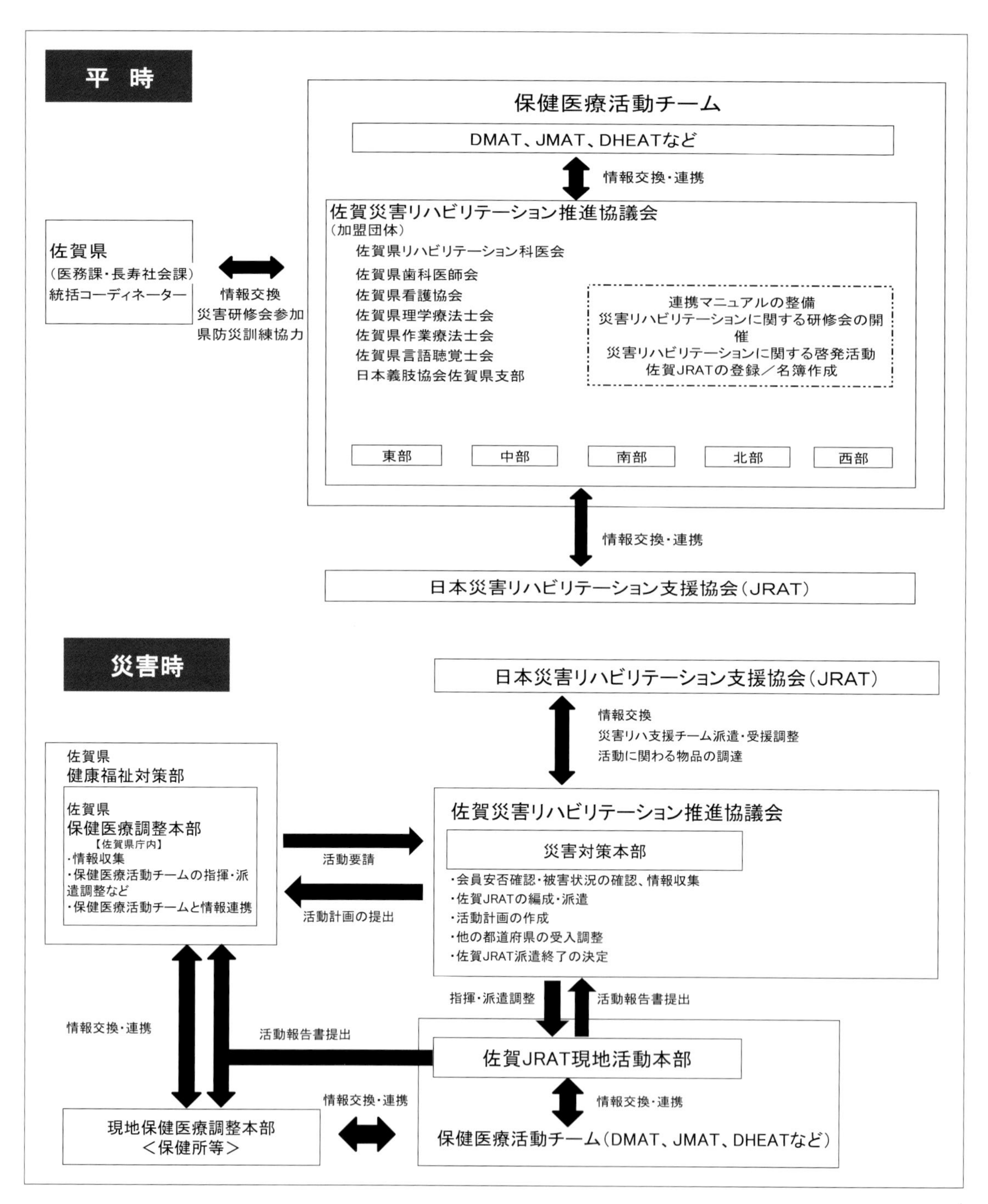

d

図 7. つづき

d：佐賀 JRAT 組織図：協定締結時点で，加盟団体は佐賀県リハビリテーション科医会，佐賀県歯科医師会，佐賀県看護協会，佐賀県理学療法士会，佐賀県作業療法士会，佐賀県言語聴覚士会，日本義肢協会佐賀県支部の 7 団体，世話人は医師 4 名，歯科医師 1 名，保健師 1 名，理学療法士 1 名，作業療法士 1 名，言語聴覚士 1 名，義肢装具士 1 名の 10 名，佐賀 JRAT チーム員は医師 4 名，理学療法士 7 名，作業療法士 5 名，言語聴覚士 1 名の 17 名で構成されている．

表 1. 佐賀県防災計画(抜粋)

◆**第 2 編(風水害)**
第 2 章 災害予防対策計画
第 2 節 災害応急対策，復旧・復興に資する効果的な備えの推進
第 3 項 相互の連携体制，広域防災体制の強化
3 県と防災関係機関等との応援協定
災害時におけるリハビリテーション支援に関する協定［長寿社会課］：佐賀リハビリテーション推進協議会(協定締結年月日　令和 2 年 6 月 5 日)
◆**第 3 編(地震・津波)**
第 2 章 地震災害対策
第 2 項 災害応急対策，復旧・復興に資する効果的な備えの推進　第 3 相互の連携体制，広域防災体制の強化
3 県と防災関係機関等との応援協定
災害時におけるリハビリテーション支援に関する協定［長寿社会課］：佐賀リハビリテーション推進協議会(協定締結年月日　令和 2 年 6 月 5 日)
◆**地域防災計画に規定された各課所掌事務の中で超急性期(発災当初～24 時間程度)に各課が対応すべき事項のうち，保健医療調整本部で調整する必要がある業務**
(保健医療調整本部の業務)：所属　長寿社会課
○避難所での高齢者の状況等を踏まえた外部支援者(大規模災害リハビリテーション支援関連団体協議会(JRAT)等)の派遣要請の要否に関すること

としての課題を一歩一歩解決していきながら，佐賀JRATとして適切な災害リハビリテーション支援ができるように努めていきたいと考えている．

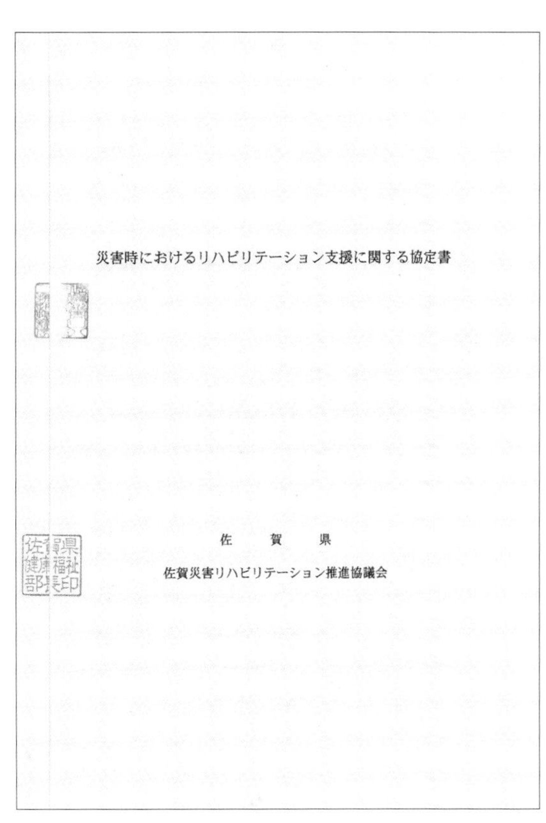
災害時におけるリハビリテーション支援に関する協定書

佐　賀　県

佐賀災害リハビリテーション推進協議会

図 8. 佐賀県と佐賀災害リハビリテーション推進協議会締結書(2020 年 6 月 5 日付)

文　献

1) 東日本大震災リハビリテーション支援関連 10 団体「大規模災害リハビリテーションマニュアル」ワーキンググループ(企画・編集)：大規模災害リハビリテーション対応マニュアル，医歯薬出版，2012.

2) 大規模災害リハビリテーション支援関連団体協議会(企画・編集)：災害リハビリテーション標準テキスト，医歯薬出版，2018.

3) 浅見豊子：災害リハビリテーションにおける地域の活動—佐賀災害リハビリテーション推進協議会(佐賀 JRAT)の活動を通して—，臨床リハ，**30**(3)：263-269，2021.

4) 大規模災害リハビリテーション協議会(JRAT)：熊本地震災害リハビリテーション支援報告書，大規模災害リハビリテーション協議会(JRAT)，2017.

MB Med Reha **No.272**：**62-66**, 2022

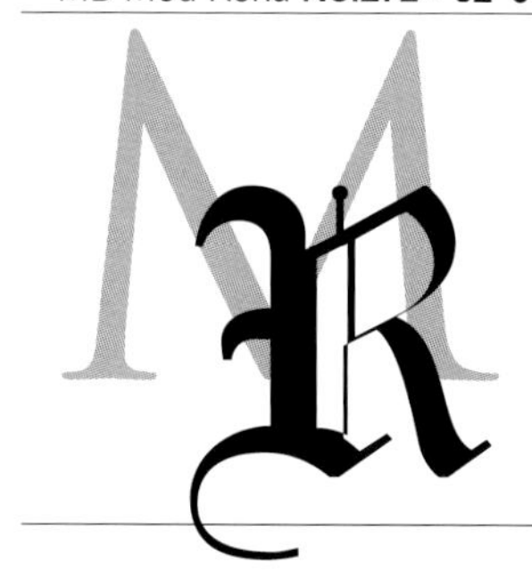

特集／大規模災害下でのリハビリテーション支援を考える

令和元年台風 19 号に伴う災害における JRAT 長野の活動について

清水康裕*

Abstract　2019 年の台風 19 号で長野県の千曲川が氾濫し，人命，住家，施設，公共交通機関，農作物などに多大な被害をもたらした．我々 JRAT 長野は，このとき JRAT 東京本部の指示を仰ぎながら，県庁内にある災害対策本部を訪れ，長野地域災害保健医療調整会議に参加しながら，活動を開始した．JRAT 長野としての活動者は延べ 64 名，本部ロジスティクス・避難所内での生活不活発病予防のための簡単な運動促進プロモート活動を行った．この JRAT 長野の活動によって，災害対策本部の正式活動記録に名前が載ったこと，県職員・保健所関連の方々との連携，またマスコミによる新聞掲載の効果で認知度が若干アップしたように思われる．反面，反省点として，我々 JRAT の認知度が全くないため説明などに苦慮したことは否めず，今後，他職種とのネットワーク構築が必須と思われた．

Key words　台風 19 号(typhoon No. 19)，JRAT 長野(JRAT Nagano)，組織化(organization)

台風第 19 号関連の概況

台風第 19 号は，2019 年 10 月 12 日 19 時前に，大型で強い勢力のまま伊豆半島に上陸した後，関東地方を通過し，10 月 13 日未明に東北地方の東海上に抜けた．

台風本体の発達した雨雲や台風周辺の湿った空気の影響で，静岡県や新潟県，関東甲信地方，東北地方を中心に広い範囲で記録的な大雨となった．10 月 10 日からの総雨量は神奈川県箱根町で 1,000 mm に達し，東日本を中心に 17 地点で 500 mm を超えた．この記録的な大雨により，10 月 12 日 15 時 30 分に静岡県，神奈川県，東京都，埼玉県，群馬県，山梨県，長野県の 7 都県に，19 時 50 分に茨城県，栃木県，新潟県，福島県，宮城県の 5 県に，13 日 0 時 40 分に岩手県に特別警報が発表された．

東京都江戸川臨海では，観測史上 1 位となる最大瞬間風速 43.8 m を観測するなど，関東地方の 7 か所で最大瞬間風速 40 m を超える暴風となったほか，東日本から北日本にかけての広い範囲で非常に強い風を観測した．また，10 月 12 日には千葉県市原市で竜巻とみられる突風が発生した[1]．

長野県でもこの台風で千曲川が氾濫し(**図 1**)，23 人の死者，150 名の重軽傷者で，1,087 世帯の住家全壊を含む，9,299 世帯の住家被害があった(**表 1, 2**)．また農作物や交通機関などにも甚大な被害をもたらし，県内の被害総額は約 2,766 億円にもなった．医療施設では，長野県立総合リハビリテーションセンターが床上浸水になり，その他，診療所が 6 か所被害にあっている[2]．

JRAT 長野の活動概要

今回，我々はこの台風 19 号で被害にあわれた

* Yasuhiro SHIMIZU，〒 395-8558 長野県飯田市毛賀 1707　輝山会記念病院リハビリテーション部門，統括部長

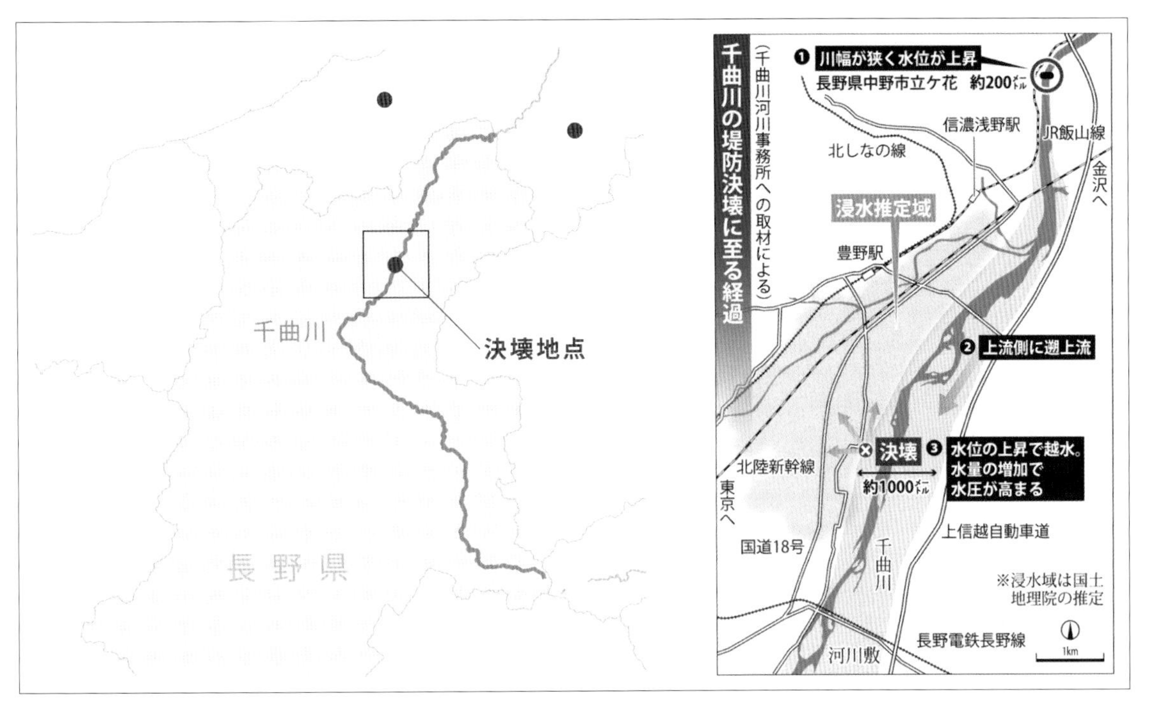

図 1. 災害の概要

表 1. 台風 19 号による長野県の人的被害

人的被害	(名)
死者	23
(うち災害関連死	18
行方不明者	0
重傷者	14
軽傷者	136

表 2. 台風 19 号による長野県の住家被害

住家被害	棟	世帯
全壊	920	1,087
半壊	2,496	2,889
一部損壊	3,569	3,693
床上浸水	2	5
床下浸水	1,358	1,625

方々が避難している避難所に伺い，リハビリテーション関連職種と協働して活動を行った．まだ活動の浅い我々を認知していただくため，ここに報告させていただく．

JRAT 長野のこれまで

長野県でもそれぞれのリハビリテーション支援関連団体から代表が選出され，JRAT 研修会に参加し，県内でどのように活動をしていくかを話し合い，JRAT 長野が組織化した(**図 2**)．2011 年 11 月 22 日に発災した「長野県神城断層地震」において，実際は活動までには至らなかったものの，筆者自身が現地に赴き活動の立ち上げを検討した．また 2016 年 4 月 14・16 日に起こった「熊本地震」では，東京調整本部の本部長の役割を担い，今後の JRAT 長野の活動に活かせることと思う．

台風 19 号における JRAT 長野の活動

活動期間は，2019 年 10 月 13 日(日)～26 日(土)の 14 日間．10 月 13 日(日)活動初日，認知度の低い我々 JRAT 長野は，筆者が県庁に直接赴き，県庁内にある災害対策本部を訪問した．JRAT 活動の話をどこにすれば良いか探りながら，長野県社会福祉協議会(社協)の担当者に行きつく．担当者に趣旨説明を行い，理解承諾をいただき，10 月 14 日(月・祝)，長野県社会福祉総合センターにて，担当者とミーティングを行った．前日に避難所を巡ってきた社協の担当者 2 名と，長野市の職員の方と一緒に福祉避難所の設営を行うこととなる．前日の災害状況の資料と情報の説明を受け，活動

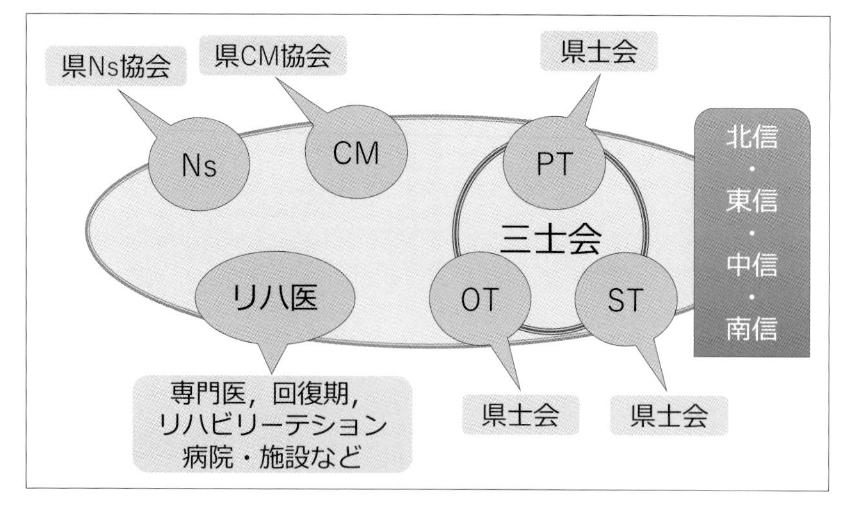

図 2.
JRAT 長野の組織構成

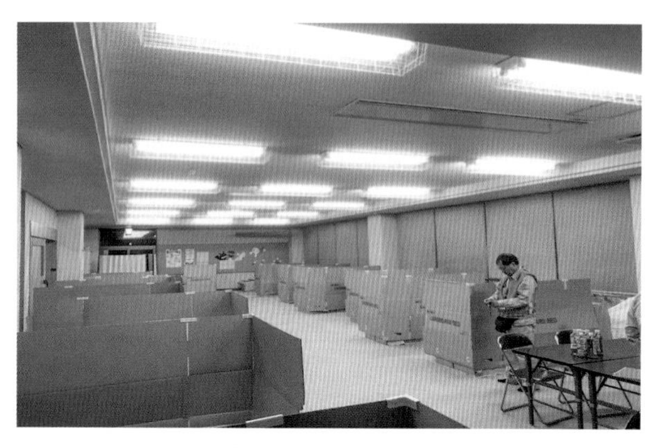

図 3.
長野市北部保健センター内

指針をはかりながら，長野市北部保健センターへ向かった．同センター内にて避難者用15台分の段ボールベッドの組み立て設置を行った(**図 3**)．同日午後から避難所に赴き，福祉避難所への対象者(要支援の同程度の高齢者)に声掛けを行い，迎え入れるため，避難所を巡回した．しかし，それぞれの避難所に入ったばかりの方々にとって，再移動を良しとする希望者はいなかった．翌日以降は，東京本部の協力者と他県からの協力者に活動本部設置を委ね，我々 JRAT 長野は長野市保健所内に設置された長野地域災害保健医療調整会議に参加することとなった(**図 4**)．

その後，JRAT 長野としての活動者は延べ64名(うち他県 JRAT メンバー27名)で，活動内容は，本部ロジスティクス，避難所内での生活不活発病予防のための簡単な運動促進プロモートを行った(**図 5, 6**)．活動件数は53件，県社会福祉協議会，日本赤十字社などとも協力した．10月26日(土)以降は，県理学療法士会に活動を移行し，細かな残務を行っていただいた．

活動のまとめとして，JRAT 本部の手厚い助言のもと，災害翌日からのアプローチが速やかにできたこと，社会福祉協議会の協力的なサポートが重要なキーポイントとなったこと，活動メンバーである県内療法士会(特に理学療法士協会)の人的，金銭的な部分での多大なるご支援などが挙げられ，DVT(深部静脈血栓)のスクリーニングメンバーとして，我々が一緒に活動できたことで，他団体とともに奮励することができた．この JRAT 長野の活動によって，災害対策本部の中に名前が載ったこと，県職員，保健所関連の方々，またマスコミによる新聞掲載(**図 7**)の効果で若干認知度がアップしたように思われる．

反面，反省点として，我々 JRAT の認知度が全くないため，説明などに苦慮したことは否めず，今後，その他の職種とのネットワーク構築が必須

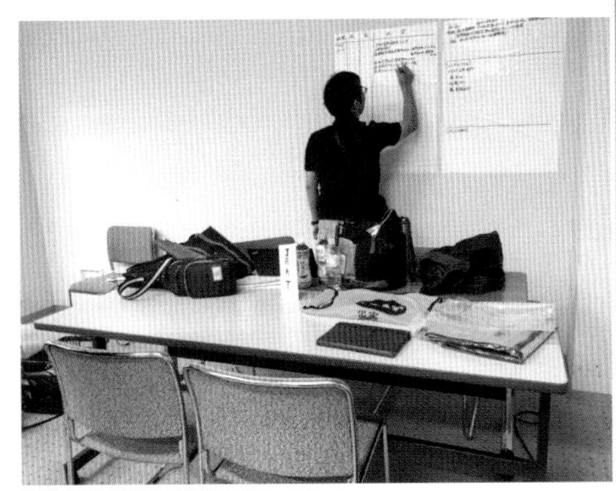

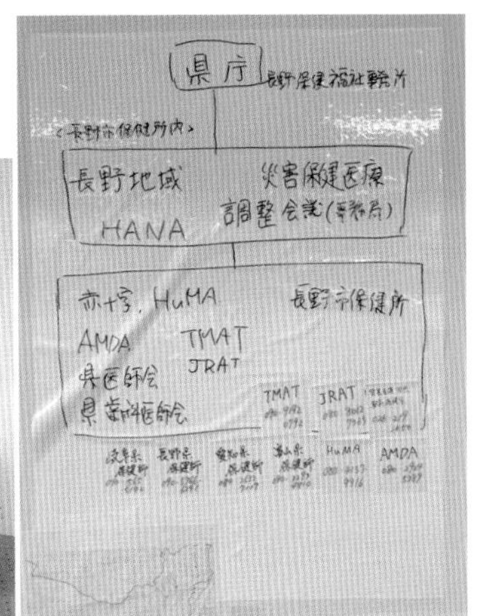

図 4.
JRAT 長野の拠点

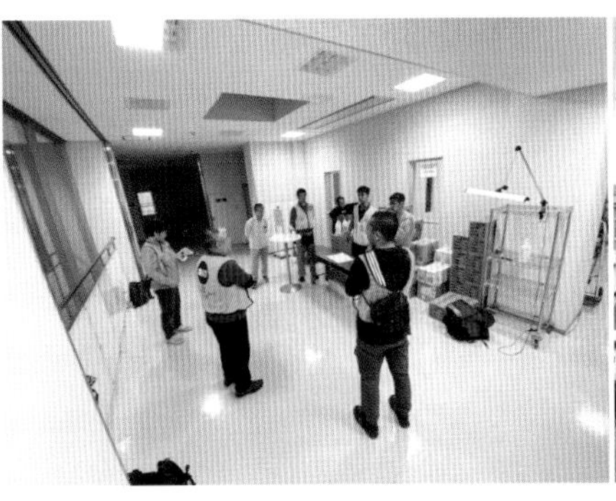

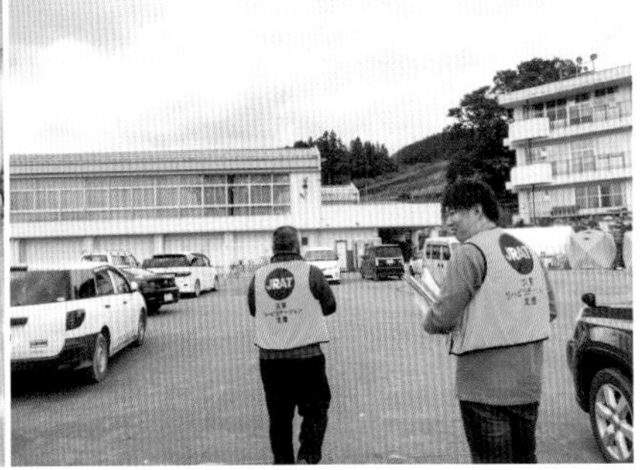

図 5.
JRAT 長野の活動

災害のフェーズに合わせた
リハビリテーション支援
（災害に関連した身体機能、生活能力の低下予防）

応急修復期 → 復旧期 → 復興期

リハビリテーショントリアージ
- 避難所の住環境評価と整備
- 動きやすい居住環境のアドバイスや応急的環境整備
- 避難所支援物資の適切な選定と設置（段ボールベッドなど）

生活不活発病予防
避難所や施設でのリハビリテーション支援活動

健康支援
地域に根付いたリハビリテーションへの移行支援

※参入職種　リハビリテーション科医師、理学療法士、作業療法士、言語聴覚士、看護師、ケアマネジャー、義肢装具士、その他医療福祉関連職

図 6.
JRAT の活動支援

防げ エコノミークラス症候群

避難所生活「足首の運動を」

理学療法士らの団体 長野で呼び掛け

台風19号で千曲川の堤防が決壊し、広範囲の浸水被害を受けた長野市で、理学療法士らでつくる団体が、避難者がエコノミークラス症候群になるのを防ぐ活動を行っている。同市では現在も高齢者を中心に数百人が避難所に身を寄せており、「足首を動かすなど継続的に運動してほしい」と呼び掛けている。

団体は、理学療法士やリハビリテーション科の医師らで構成される大規模災害リハビリテーション支援関連団体協議会（JRAT）。17日から活動を開始し、避難所で高齢者らへの個別の運動指導や、ラジオ体操などを実施している。JRATが長野で活動するのは今回が初めてという。

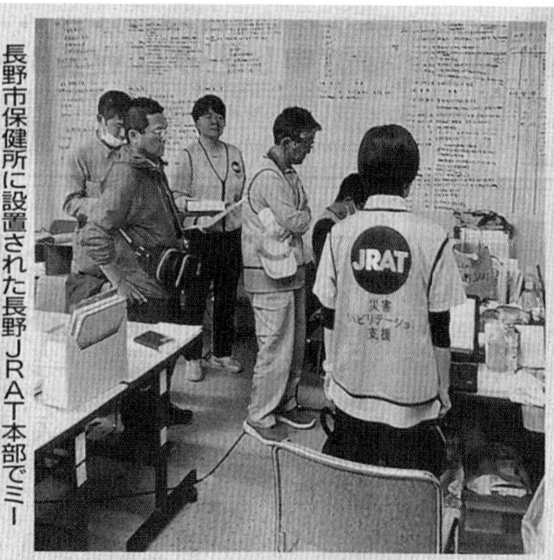

エコノミークラス症候群は、狭い環境で長時間同じ姿勢を続けることで足の静脈に血栓が生じ、肺に詰まって呼吸困難などに陥る病気。JRATで活動する松本協立病院（松本市）の理学療法士、三浦一望さん(46)は、避難所では水分を控える高齢者もいるため、水分不足で血栓ができやすくなると指摘。ふくらはぎに痛みや熱、腫れなどの症状があれば同症候群の疑いがあり、救急外来を受診するよう呼び掛ける。

同症候群予防のために効果的なのは足首の運動。JRATは、1時間に一度、20～30回行うことを推奨している。避難所でJRATが行うラジオ体操には高齢者が次々参加。男性(76)は「筋肉を伸ばすと気持ちが良い。自分のためだから毎日やらなきゃ」と笑顔を見せた。

メンバーで佐久市立国保浅間総合病院の神津哲也さんは、避難所では今後の生活に対する不安や心配が先立ち、身体の動きが少なくなる高齢者もいると指摘。今後も活動を続け、「突然の災害に対応できるよう、体制を整えていきたい」と話した。

長野市保健所に設置された長野JRAT本部でミーティングするメンバー＝22日（長野JRAT提供）

図 7. 2019年10月31日(木曜日)信濃毎日新聞

と思われた．また，避難所への介入において，様々なボランティアが入り過ぎることにより，避難者のプライベートな時間などに配慮が及ばず拒否反応を示す住民もおり，メンタルケアを含めた取り組みも課題である．今後，JRAT 長野自体の組織運営を根本的に見直す必要性を感じている．

文 献

1) 2020年4月10日内閣府発表
2) 長野県ホームページ：令和元(2019)年東日本台風(台風第19号)人的被害・住家被害の状況．令和3(2021)年9月6日．〔https://www.pref.nagano.lg.jp/bosai/kurashi/shobo/bosai/bosai/r1typhoon19/documents/210906typhoon19higai.pdf〕

MB Med Reha No.272：67-72, 2022

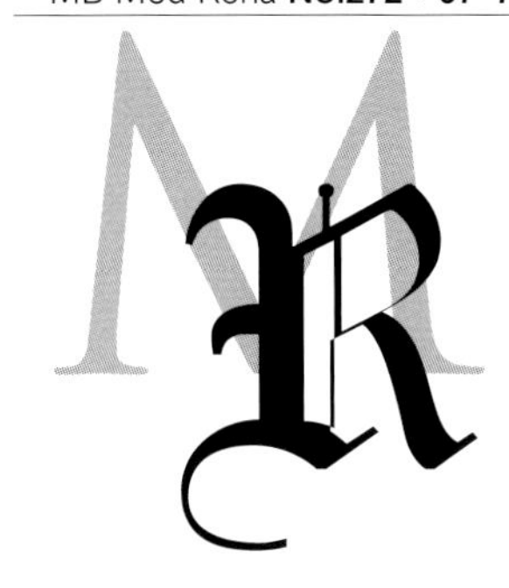

特集／大規模災害下でのリハビリテーション支援を考える

令和元年台風 19 号に伴う災害における福島 JRAT の活動について

大井直往[*1]　野村　潤[*2]　鴫原智彦[*3]
菅野健一[*4]　佐藤真理[*5]

Abstract　2019 年 10 月 13 日発災の 2019 年台風 19 号災害における，福島 JRAT の活動の始まりから，初期の DMAT と一緒に避難所の支援活動をした時期，DMAT が撤収した後に福島 JRAT が単独で，JRAT-RRT の方々，地域 JRAT チームの方々の協力を得ながら本部調整活動と避難所現地活動を行った時期，災害の収束を予測しながら地域リハビリテーション活動に引き継いでいった時期について述べた．発災前の準備は十分といえたものではなかったが，様々な方の力をその時その時にお借りして活動することができた．避難者の活動や健康状態を支えたいという皆の思いが，活動中にどんどんパワーアップしてきたことを感じた．そのなかで福島県との協力関係ができ，次にも起こるであろう災害への備えもしっかりできるようになった．

今回 JRAT 活動は行ったが，いまだその成果は明らかではない．今後は，我々の活動がどれくらいの災害関連死を減らしたのか，要介護者の発生をどれくらい防げたのかという検証が行われなくてはならない．

Key words　福島 JRAT(Fukushima JRAT)，災害リハビリテーション(disaster rehabilitation)，避難所活動(activities in shelters)

台風の発生

2019 年 10 月 6 日にマリアナ諸島東方で発生した台風19号は，勢力を拡大しながらマリアナ諸島を西に抜け，最低気圧 915 hPa，最大風速 55 m/s に達した．関東・東海地方を目指しながら北上し，伊豆半島に上陸時の中心気圧は 955 hPa，最大風速 40 m/s であった．関東地方から福島県の浜通りを抜け，岩手県東方沖で 10 月 13 日正午に消滅した．

福島県での災害の概要

2019 年 10 月 12 日(土)，伊豆半島に上陸した夕方頃から福島県での雨量が増大した．福島県では，台風 19 号はいわき市から南相馬市を通り，福島沖の太平洋に抜けた．10 月 13 日夜半から朝にかけ，福島県中通りおよび浜通りにかけての河川の氾濫による水害および局地の土砂崩れが発生した．中通りでは阿武隈川水系の各地での氾濫が起きたが，特に水害の被害が大きかったのは伊達市，本宮市，郡山市，須賀川市などであった．浜通りでは阿武隈高地から太平洋に流れ出る河川の

[*1] Naoyuki OI，〒 960-1295 福島県福島市光が丘 1 番地　福島県立医科大学リハビリテーション科，教授
[*2] Jun NOMURA，同科，理学療法士
[*3] Tomohiko SHIGIHARA，同
[*4] Kenichi SUGANO，同科，言語聴覚士
[*5] Mari SATO，同科，助手

氾濫が各地で発生し，いわき市，相馬市などで被害が特に大きかった．

水害以外に断水(相馬市でダムからの上水道管の破綻やいわき市で浄水場の破綻)も大きな被害を及ぼした．また10月26日の前線通過による大雨も福島県の一部の地域で影響した．特にいわき市では，小規模ではあったが1か所の河川の氾濫が生じた．

JRAT活動の開始

13日(日)朝9時に福島県庁に行き，災害対策本部に県内の避難所開設の状況を確認に行くが，県庁内には入れてもらえず，守衛室から対策本部に電話をかけてもらい，担当職員に電話対応をしていただいた．始めはJRATという団体を理解してもらえず，「ボランティアの方ですか」と守衛室でも災害対策本部の職員にも言われた．守衛室からの電話で避難所の開設状況とその様子を聞きたいと伝え，1時間ほど経ってから折り返しの電話をもらったが，災害対策本部から特に伝える情報は何もないとのことであった．「私たちの方がかえって知りたいくらいだ」とも言われてしまった．もしJRATによる避難所での活動が必要なときは，ぜひ連絡をしてくださいと筆者の携帯電話番号を伝えておいたが，その後午後4時を過ぎても，県庁からは何の連絡も来なかった．

この待ち時間の間に，JRAT東京本部副本部長である近藤国嗣先生から，災害対策本部でなく保健医療調整本部に連絡したら良いというアドバイスをいただいた．午後5時前に，県庁に電話をかけ保健医療調整本部につないでもらった．電話の相手は恐らくDMAT(Disaster Medical Assistance Team：災害派遣医療チーム)の方だと思うが，福島JRATも避難所活動に参加したいという意志を伝え，翌日朝8時からの調整会議への出席を許可された．

14日朝8時，県庁保健医療調整本部の会議に福島JRATの1名が出席し，県災害医療コーディネーターに，日本赤十字社DMATとともに伊達市梁川町の避難所支援活動に行くように指示された．町内の避難所4か所を日本赤十字社DMATの医療チームと一緒にスクリーニングし，要配慮者2名に対応した．脳卒中後遺症者の1名に対しては，避難所に備え付けのベッドからトイレまでのアクセス路を確認し，段差の乗り越え方を保健師と検討した．また変形性膝関節症による歩行障害をもつ高齢者の1名に対しては，たまたま開設された避難所にデイケア施設があったため，その委託先である社会福祉協議会に連絡をとり，そこに置いてあった歩行器を避難者が使えるように手配した．この2名への対応で感じたことは，災害リハビリテーションは，災害時の医療活動がある程度落ち着いた後から始まるのでは遅く，発災直後から要配慮者の避難所での活動を維持する役目を始めるべきだということがわかった．

このときは福島JRATのみ午前中で避難所活動を終えて，その後県庁に戻り，県災害医療コーディネーターに今後もJRAT隊員による避難所活動が必要であることを伝えた．そして翌日も朝8時の調整会議に福島JRATが参加する許可をいただいた．

DMATとの連携下でのJRATの活動

このようにしてJRAT活動が始まったが，はじめは毎日1名の福島JRAT隊員が現地活動に参加した．また朝夕の県庁の会議には福島JRAT本部長が出席した．県災害医療コーディネーターの考えで，DMATやJRATなどの支援チームはなるべく1つにまとまって，同時に避難所に行くようにした．これは東日本大震災の時の経験で，様々な医療チームなどの支援団体が別々に避難所に行くことで，避難所および避難者に負担をかけたということがあったからである．日本赤十字社DMATと同行し，日によっては日本赤十字社のバスに同乗させてもらって，はじめの3日間は伊達市梁川町の避難所を回った(**図1, 2**)．その後，梁川町の医療ニーズが減少したということで，17日(木)から本宮市の避難所活動に移り，2～3名の

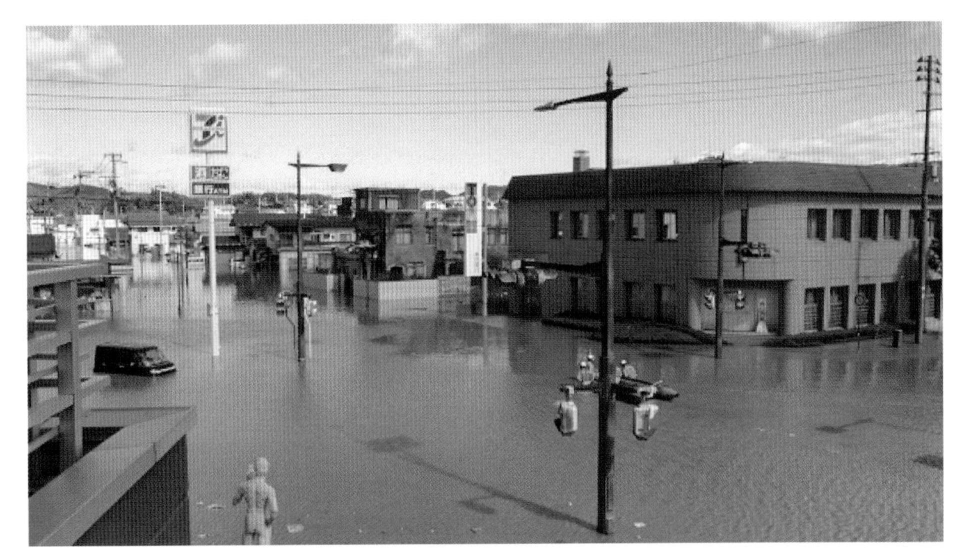

図 1. 伊達市梁川町(2019 年 10 月 13 日)

福島JRAT隊員が活動した．日本赤十字社DMATチームの活動とともに福島JRATも活動の場所を変更したのである．伊達市梁川町の避難所のことが心配ではあったが，県災害医療コーディネーターの方針に従って活動した．

このときの本宮市は，水害の地域の清掃作業がかなり進んでいたが，市内の入院施設を伴った病院が冠水し医療機器がかなり使えなくなっていたため，医療システムの復旧がまだ滞っていた．日中の避難所は滞在している人数も少なく，高齢者や障害者のみが残っているようであった．これらの人たちに声掛けをし，避難所のトイレなどへの導線のスクリーニングや，健康状態の確認を行った．その後自衛隊の活動もあり，入浴サービスなどが始まった．

20日の本宮市でのDMATとの活動で，お互いの役割の違いを知ることとなった．日中の避難所にいる方々のDMATへの医療ニーズは，人数が少ないこともあり，かなり少なくなっていた．それに対して，人数が少ないながらも避難所のスクリーニングや施設の物理的バリアフリーへの対応と要配慮者への対応で，JRATの活動に時間がかかるようになった．避難所での役割の違いから，滞在時間に差ができたため，原則一緒に活動するということが困難になってきた．こちらが避難者のためのダンボールベッドを作っていたとき，日本赤十字社DMATチームの隊員が手伝いましょうかと言ってこられたが，リーダーの医師はこれは我々の業務ではないと判断し，我々の行為には手を出さず次の避難所に向かわれた．それに対しこちらは3人の隊員を2つに分け，2人が日本赤十字社DMATに同行し1人がその避難所に残ってダンボールベッドの作成を継続した．その後昼休みにその避難所で3人が合流し，避難者が帰ってきてから皆で一緒にくつろげるようなサロンを，NHKが設置してくれたテレビを囲むように作成した(**図 3**)．

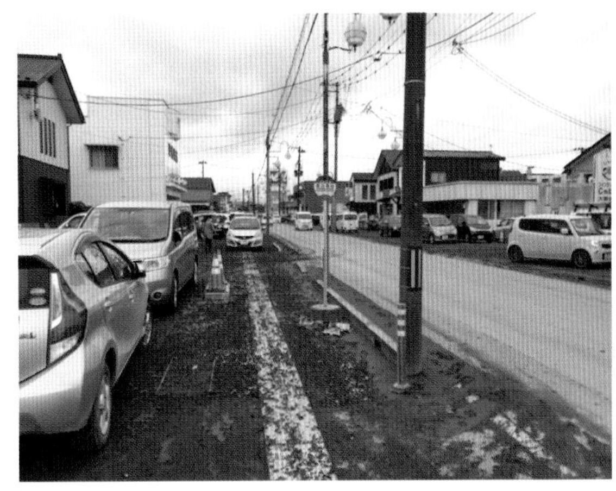

図 2. 伊達市梁川町(10 月 14 日発災翌日)．阿武隈川支流塩野川氾濫

20日の午後3時頃からは本宮市で一緒に活動していた日本赤十字社DMATと離れ，いわき市の避難所のスクリーニングに向かった．いわき市から福島県にJRATによる避難所スクリーニングの

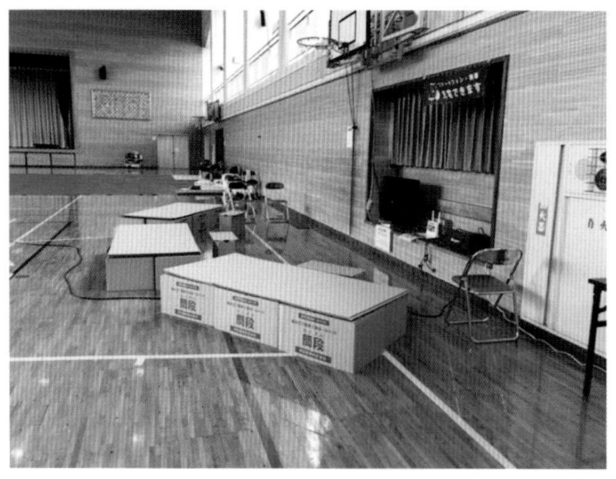

図 3. 本宮市まゆみ小学校体育館避難所(10月20日 発災後1週間)
参加の場づくりと段ボールベッドに慣れていただくことを兼ねてサロンを作成した.

要請があり，いわき市の希望で午後4時以降に避難所に来てほしいと言われた．いわき市では，3本の川の氾濫があったため，多大な被害を被っていた．またいわき市は大変広大な面積を持っており，避難所を6か所回るのにかなり時間が掛かった．いわき市中心部の2つの大きな避難所は，避難者の数が200人，100人レベルとかなり多く，スペースとしては1人当たり畳1畳程度，毛布は1人2枚までと制限されていた．伊達市や本宮市よりも，避難所のスペースの広さや睡眠をとる環境は十分ではなかった．避難所に到着したのが夕方から夜になったため，日中泥かきや自宅の清掃に出掛けた避難者が避難所に戻ってきていたこともあり，夜間の避難所の状況がよく把握できた．かなり遅い時間に到着したため，いわき市医師会の方やいわき市JMAT(Japan Medical Association Team：日本医師会災害医療チーム)の方と顔を合わせることができ，十分話し合っていわき市での災害リハビリテーション活動をJRATに一本化することを決めた．福島JRATといわき市JMATの両方に属していた理学療法士に，福島JRATいわき支部の支部長になってもらい，支部長の属している介護老人保健施設を基盤として活動してもらうことにした．朝夕のいわき市保健所でのミーティングへの参加や，現地で使う物品の管理などを行うことは，県庁や福島JRAT活動本部のある福島市からでは遠くて困難であったからである．

また，いわき市でのこの日の活動で，いわき市医師会に同行していた新潟大学の榛沢和彦さんとお会いした．災害避難者における深部静脈血栓症発生の研究をされている方である．ご自身の車に積まれていた弾性ストッキングのうち80足ほどをこちらで預かり，その後の福島JRATの避難所活動に用いることができた．

DMATとの連携からJRAT単独での活動への移行

DMATの活動が10月21日に実質的に終わることになったため，18日(金)夕方に急遽，県と福島JRATとが正式な協定を結び，その後の避難所支援活動を継続できるようにした．ただ，この協定では，市町村からのJRAT派遣要請がなければ避難所活動ができないことになっていたため，もう数日はDMATとともに活動する必要があった．

発災10日目の10月22日に県保健医療福祉調整本部が立ち上がった．22日に伊達市，本宮市から，23日にいわき市から正式に福島JRATに対して派遣要請があったため，福島JRAT単独で本宮市といわき市での避難所活動をそれぞれ1日おきで行うこととした．避難所活動についてはかなり慣れてきたため，福島JRAT単独でも不安はなかったが，県災害医療コーディネーターやDMATが現場の最前線にいなくなるため，JRAT調整本部機能をすべて自前で担わなければならなくなった．そこで県との協定ができた時点で，前もってJRAT東京本部に対しJRAT-RRTの派遣を要請しておいた．それにより10月22～25日に岩手JRATから2名，26～28日に石川JRATから1名，28～30日に東京JRATから1名，28～11月1日に熊本JRATから1名のJRAT-RRTの方に来ていただいた．その間，県庁の福島JRAT調整本部にいていただき，避難所活動者のクロノロジーの記録や福島JRAT本部長，県庁職員，JRAT東京本部との連絡担当として活動するとともに，本部として必要な様々な書類(福島JRAT

活動報告書，支援部隊活動報告書，活動者エントリーシート，参加者調整用シート，支援活動への手引き，対応マニュアル，朝夕の調整会議の会議録，市町村宛ての１枚ものの JRAT 活動の紹介パンフレットなど)を作成していただいた．これらの書類により福島県内だけでなく県外からの派遣チームの受け入れを円滑に行うことができた．また今後福島 JRAT が本部機能のすべてを担当する準備として，３名の隊員を交代に１日中本部詰めとし，JRAT-RRT の方から調整本部での実際の動きを勉強させてもらった．

いわき市，伊達市，本宮市の３か所での避難所活動を福島 JRAT の隊員だけで賄うことはそろそろ困難になりつつあったため，福島県に対して県外からの JRAT チームの派遣を許可してもらうようにお願いしていたが，24 日に県外派遣の許可が下りたため，JRAT 東京本部に地域 JRAT チームの派遣を要請した．福島 JRAT 自体の隊員数を強化することも努力し続け，JRAT 活動に協力していただける病院・施設の募集を継続した．ただ活動の条件として，セラピストが所属する施設からの業務内での派遣をお願いするという形を崩すことはしなかったため，スムースな隊員の増加には時間が掛かったと思う．もう一方で，福島県地域リハビリテーション広域支援センターや地域リハビリテーション相談センターに県高齢福祉課から声を掛けてもらい，JRAT 活動へのセラピストの協力を呼びかけた．

県外の地域 JRAT チームの活動は，10 月 25 日～11 月 22 日に山形 JRAT から延べ 42 名，10 月 26～28 日に新潟 JRAT から２名，28～30 日に静岡 JRAT から２名のチームに来ていただいた．山形 JRAT には伊達市梁川町を担当していただくこととして，週に 2～3 回ほど山形から福島まで通ってきていただいた．新潟 JRAT と静岡 JRAT にはいわき市を担当していただき，２泊３日でいわき市に滞在して活動していただいた．いわき市では福島 JRAT いわき支部の隊員と一緒に行動していただき，10 月 29 日からは福島 JRAT の隊員のみで活動した．本宮市は福島 JRAT の隊員が週に３回ほどで活動を継続した．

活動に必要な物品については，福島県の義肢装具士協会に協力を求めたいと思っていたが，義肢装具士協会は日本全国の組織はあるものの，各県の支部はないということであった．そこで筆者の所属する病院に来てくださっている補装具業者さんに協力していただき，東日本大震災の時の活動で用いた残りの T 字杖 100 本程度と，日本シグマックス株式会社からの腰椎バンド・膝サポーターを各サイズでダンボール３箱ほど寄付していただいた．これがあったことにより水害後の自宅の泥かき作業により腰痛が発生した方，避難所で床の上に生活していた方の膝痛に大変役に立った．

11 月２日から JRAT 本部機能を，県庁から福島市，郡山市，いわき市のそれぞれの職場に分割して移し，隊員自身の本来の仕事をなるべく損なわないようにして本部活動を遂行できる形にした．県職員とのミーティングは，その都度必要なときに県庁に夕方集まって行うこととした．

JRAT から地域リハビリテーションへの引き継ぎ

11 月に入ってから福島 JRAT の活動を終了させることを考え出した．県保健医療福祉調整本部のコーディネーターには，避難者へのサポートを JRAT 活動から地域リハビリテーション活動に移行するという話をそれまでに何度もしていたが，避難所がある限り災害救助法が適用されるという考えからか，その必要性をあまり感じていないようであった．避難所の集約も行われており，我々の日常のリハビリテーション業務への負荷もこれ以上かけられないことから，サポート活動をより効率の良いものとするため地域リハビリテーションへの移行をこちらで勝手に始めていった．

県との交渉を含めた本部業務を県中圏域地域リハビリテーション広域支援センターに，いわき市の避難所，避難者についてのサポートはいわき圏域地域リハビリテーション広域支援センターに，本宮市については県北圏域地域リハビリテーショ

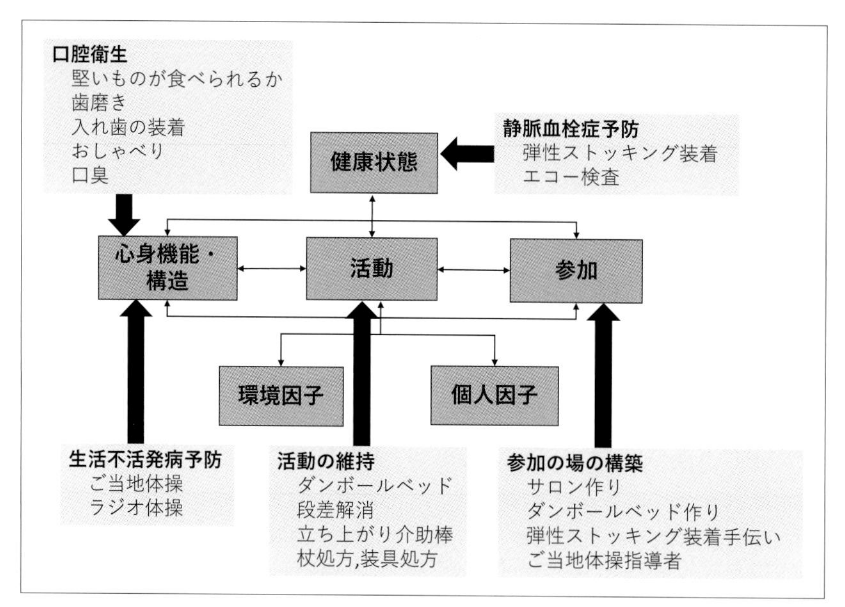

図 4. 今回の活動の 5 本柱

ン広域支援センターに，伊達市については保原地区の地域リハビリテーション相談センターがJRAT 後の活動を主に担うことを念頭に置き，福島JRATと山形JRATの避難所活動の隊員や本部要員として少しずつ組み込んだ．各広域支援センターと相談センターのサポートには県地域リハビリテーション支援センターが担うこととした．

そして本宮市，伊達市は 11 月 29 日に，いわき市は 12 月 5 日に福島 JRAT は活動を撤収した．避難所の閉鎖には，いわき市で 2020 年 1 月 26 日，本宮市で 2 月 16 日，伊達市が最長で 3 月 23 日までかかったが，各地区の保健所や保健師が中心になって，その後の避難者のサポートをしてくださったためか，地域リハビリテーションへの具体的な活動要請は多くなかった．

まとめ

今回の論文では，避難所での避難者に対する細かな活動内容は記載しなかったが，**図 4** に我々の実際の活動内容を記載した．本文では福島 JRAT の 2019 年台風 19 号災害活動がどのように始まり，たくさんの方のサポートを受けながら展開し，またどのように活動が次に引き継がれたかを報告した．いろいろな偶然で導かれたことも多かったが，一番の力の源は，日本全国にいる JRAT 隊員の熱意と応援，実際に活動した彼らの所属施設の好意，他の医療支援チームとの支え合いによるものであった．毎年引き起こされる次の災害に向け，また新しい準備をし続けていかなくてはならない．

今回 JRAT 活動を行うことはできたが，はたしてこの活動がどれくらいの災害関連死を減らせたのか，要介護者の発生をどれくらい防げたのか．ただ活動するだけではなく，その成果を明らかにする検証作業も今後必要になるだろう．

MB Med Reha No.272：73-81, 2022

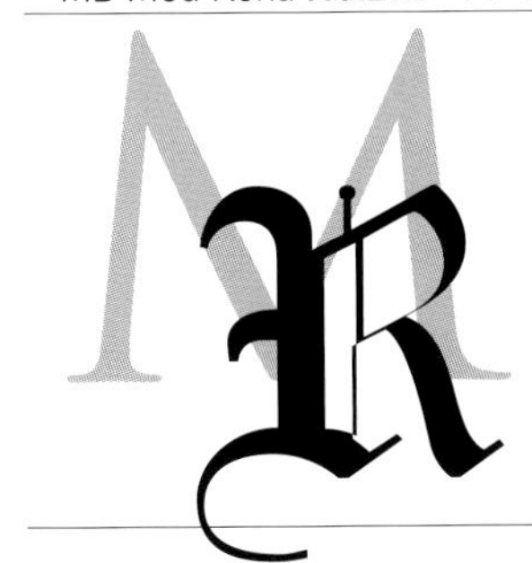

特集／大規模災害下でのリハビリテーション支援を考える

これまでの支援活動を振り返る

近藤国嗣*

Abstract 有史以来，自然災害の多い我が国であるが，東日本大震災以降，地震災害だけでなく風水害も増加しており，局地災害を含めると毎年のように災害が発生し，全国で避難生活を余儀なくされている方々がおられる．あわせて，高齢化に伴って災害時の要配慮者も増加しており，個人因子，環境因子が大きく変化した被災者の活動・参加の低下による身体機能低下，いわゆる「生活不活発病」が危惧されている．このような状況に対応すべく設立されたJRATは，これまで各地で発生した災害に対してリハビリテーション支援を実施してきた．一方，同じ災害は1つもなく，各災害の特性や地域性に応じた臨機応変な対応も求められている．本稿では筆者が実際に経験した支援活動を通して，各災害から得られた教訓と課題を記した．

Key words 災害(disaster)，リハビリテーション支援(rehabilitation support)，リハビリテーショントリアージ(rehabilitation triage)

はじめに

東日本大震災にて始まった災害リハビリテーション支援活動は，本邦のリハビリテーション関連団体が協働する一般社団法人日本災害リハビリテーション支援協会(JRAT)が設立されたことにより，組織的支援として拡充した[1]．本活動に筆者がかかわることになったのは，東日本大震災時，南三陸町への習志野市医師会の日本医師会災害医療チーム(JMAT)支援に，リハビリテーション科医として個人的に参加したことが契機である．その後，東日本大震災リハビリテーション支援関連10団体のシンクタンクメンバーに加えていただき，現在に至っている．本稿執筆にあたって与えられたタイトルは，組織的視点ではなく，個人的視点となっていることをご理解いただき，筆者自身の災害リハビリテーション支援活動と私見を記させていただきたい．

東日本大震災(2011年3月11日発生)

1．南三陸町での支援活動

千葉県医師会JMATの習志野市医師会災害医療チームの一員として，発災から2週間を経た3月26～27日の2日間支援した．

習志野市医師会災害医療チームは，一般内科1名，循環器科2名，小児科1名，整形外科2名(開業医3名，勤務医3名)，看護師2名で，これに筆者と義肢装具士の2名が加わり，中型バスをチャーターして現地へ移動した．なお，筆者らはリハビリテーション機器会社などから寄贈された各種杖(30本程度)，歩行器，既成短下肢装具，腰部コルセット，膝サポーター，装具修理機器(電気を不要とする)，とろみ製剤を持参して参加した．

南三陸町には医療チームがすでに30程度入っており，現地対策本部がある町中心部に近いベイサイドアリーナ(大規模避難所)には，検診車を利

* Kunitsugu KONDO，〒275-0026 千葉県習志野市谷津4-1-1 東京湾岸リハビリテーション病院，院長／JRAT，副代表

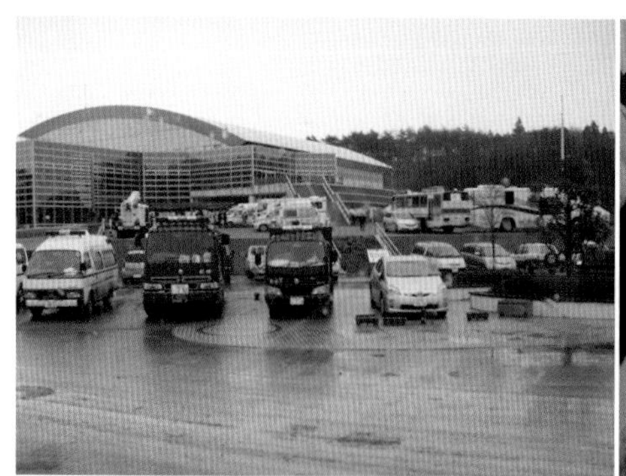
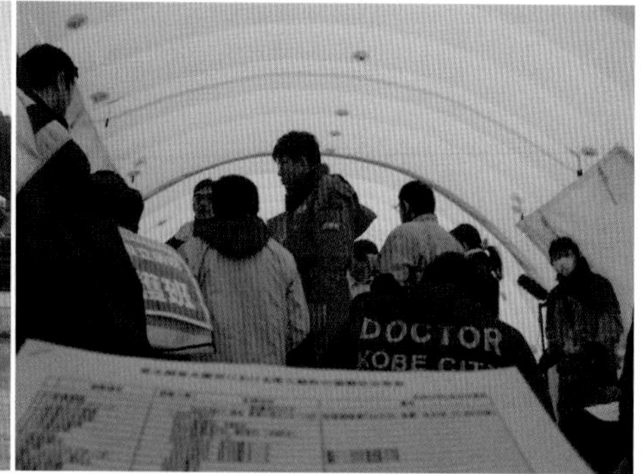

図 1. 南三陸町ベイサイドアリーナに設置されたテント内での医療支援チームのミーティング

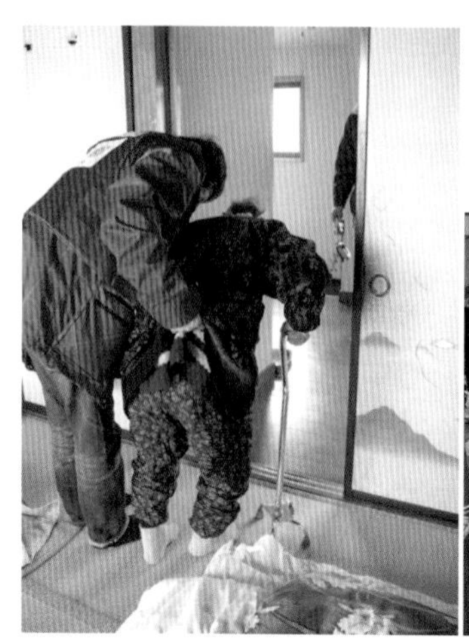
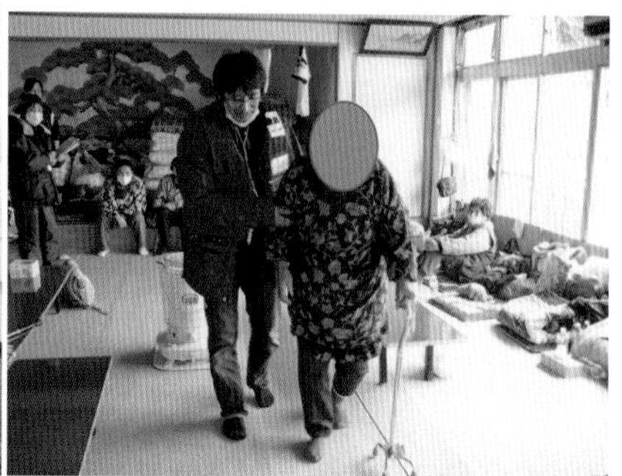

図 2. 地域の避難所での杖処方と歩行指導

用した最低限の検査もできる医療室および医療本部が立ち上がっており，医薬品も比較的十分であった．また，毎朝7時30分には各医療チームのリーダーのみがテントに集合してミーティングを開始し，地域分担と注意事項や連携などの報告が行われ，1日の診療活動が開始するスタイルがとられていた(**図1**)．筆者はリーダーではなかったが，ミーティング前にリハビリテーション科医と義肢装具士がいることを伝えたところ参加が許可され，他のチームにアナウンスしたところ，その場で障害児の短下肢装具修理の依頼と，腰部コルセットの要望があった．

その場でコルセットを提供し，習志野市医師会とは別行動で自宅まで行って短下肢装具を修理した．その後は熊本県の保健師チームと一緒に，壊滅集落の近くの高台にある高齢被災者中心の避難所(民宿)などを回って，主にシルバーカーを流されて歩行困難となった高齢者8人に杖処方と身体機能評価，運動指導をして午前を終了した(**図2**)．

午後は本部に戻り，膝関節痛にて歩行困難な変形性膝関節症の患者2名にロフストランド杖，膝装具を提供．続いて短下肢装具を流された障害者に既成短下肢装具を調整して提供し，初日の活動を終了した．宿泊は，本部から離れた戸倉地域にある中規模避難施設(スポーツセンター)に移動し，駐車場にバスを停めて車内で就寝した(**図3**)．食事は持参して行ったが，被災者の方々の炊き出しの朝食をいただく機会を与えられ，市街部と地域の被災者の活動に違いがあることを感じた．

翌日は，同避難施設内の高齢歩行機能低下者7名に杖処方および杖調整，機能評価と運動指導を行い，住宅居損壊をまぬがれた在宅の寝たきり患者の褥瘡と嚥下機能チェックと指導(とろみ剤渡し)も実施した，その後は医師会チームとともに

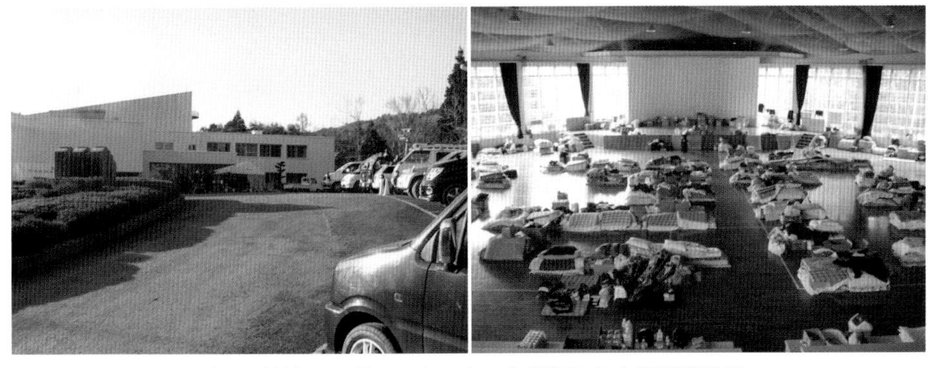

図 3. 地域のスポーツセンターを利用した中規模避難所

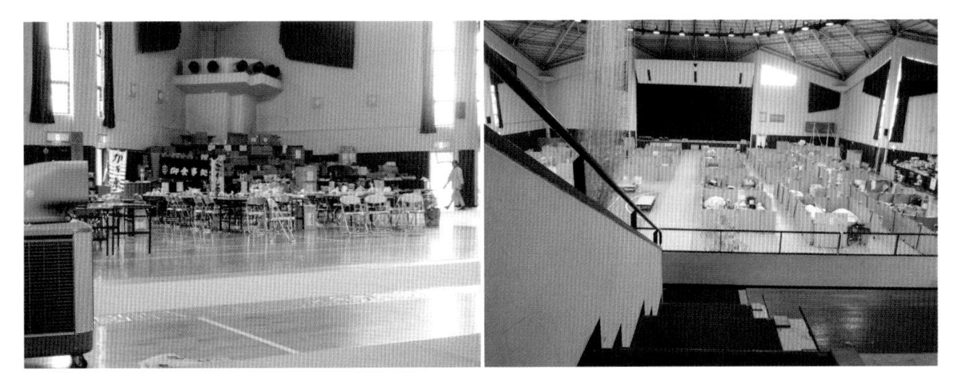

図 4. 石巻市に設置された福祉避難所

地域避難所を巡回しながら前日修理した装具のチェックなどを行って2日間の医療活動は終了した．

発災後まだ2週間であったが，南三陸町では要介護者はすでに連れ出されていて，地域避難所は要支援レベルの方が中心であった．しかし，生活する避難所の環境は劣悪であり，プライバシーがないだけでなく，寒さや段差などのバリアの問題，さらに(仮設)トイレまでの距離の長さや和式トイレの問題，食事はあるものの栄養バランスに問題が多いなど，避難所生活による心身機能低下についての対応も必要と感じた．一方，待っているだけではリハビリテーション支援の要請はあまり出てこないので，自ら地域巡回ができるよう体制を整えて支援する必要性も感じた．

2．東日本大震災リハビリテーション支援関連10団体による，福祉避難所支援のサポート

石巻市桃生に設置された要介護者とその家族が30名程度生活する福祉避難所(**図 4**)に当院の理学・作業療法士を各1名，7月および8月に派遣した．発災から数か月を経ており，また福祉避難所であるにもかかわらず避難所の環境整備は十分に整えられていなかった．このため，派遣された療法士が環境整備を行うなかで必要とする物品(バスボードなど)を持参して義肢装具士と避難所を訪問してサポートした．また，装具の新規支給や修理，修正もあり，義肢装具士が対応した．なお，リハビリテーション専門職は仮設住宅の環境整備も実施しており，災害リハビリテーション支援において環境整備の重要性と義肢装具への対応の必要性を改めて認識した．

平成27(2015)年9月関東・東北豪雨(常総の水害)

1．茨城 JRAT

平成27(2015)年台風17，18号により9月9～11日にかけての豪雨にて，9月10日に鬼怒川が決壊したことにより茨城県に大規模水害が発生した．本災害はJRAT発足後初めての大規模災害であった．当時の茨城県理学療法士協会会長(現日本理学療法士協会会長)斉藤秀之氏が11日には茨城県庁に入り，翌日には災害リハビリテーション支援をJRATが担うことが決定された．

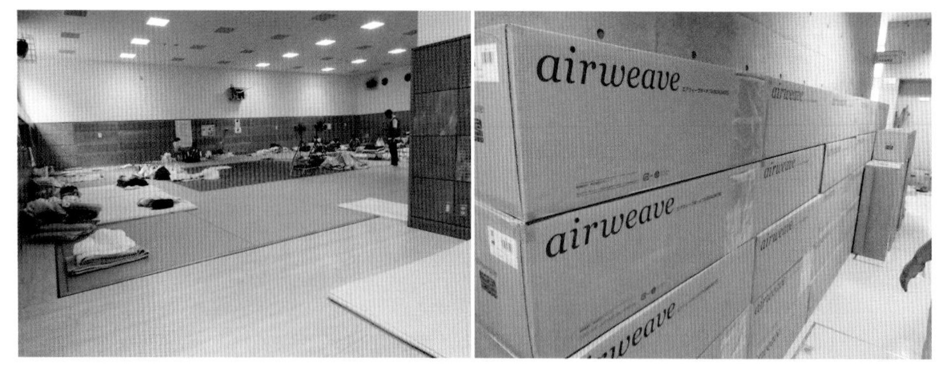

図 5. 避難所に届いているものの利用されていないマット

筆者は14日にJRAT本部からの立場で，つくば保健所内に設置された茨城JRAT現地対策本部に入り，避難所の状況確認を行った．避難所はプライバシーがない状況であり，また体育館の床に布団を敷いた生活であった．一方，バックヤードには段ボールベッドがあり，また高級マットレスも支援物資として届けられていたが，避難者全員分はないということで配布されていなかった(**図5**)．行政の立場での平等と医療者の視点での公平の違いがわかり，必要な人に必要な支援物資を配布するためには，避難所におけるリハビリテーショントリアージが重要であることを認識した．また，当日にマスコミの取材があり，恐らく初めて災害リハビリテーション支援がニュースに取り上げられた現場も経験し，マスコミ対応もある意味で業務の一環であると感じた．

一方，本災害での筆者の活動は避難所中心であり，支援全体をマネジメントする視点が欠けていたため，JRAT本部からの派遣要員としての十分な業務を実施できなかった．当日の避難所支援の場では理解しきれなかったが，後日に活動全体を振り返った際，他団体・JRAT内の情報共有と発信，そして組織マネジメント，つまり現地および本部ロジスティクスの重要性を遅ればせながら認識し，また大きく反省した．なお，本災害でのJRAT活動は早期より出口戦略があり，速やかにシルバー体操指導士による地域リハビリテーション活動に移行できたことも特筆すべき点である．

熊本地震(2016年4月14日発災)

1．JRAT東京本部の立ち上げ

前述の通り，関東・東北豪雨に対するJRAT活動は，JRAT発足後初めての組織的支援となったが，その際に，災害リハビリテーションチームを支援する本部業務の重要性が認識された．このため，熊本地震では前震翌日3月15日午後には東京本部を理学療法士協会の田町カンファレンスセンター(当時)内に立ち上げた．同日の段階では他県からの支援は不要とのことであったが，本震によって熊本県内の多くの医療機関が機能不全に陥り，全国からのリハビリテーション支援チームの派遣が求められた．

筆者は東京本部の立ち上げ責任者として支援に携わったが，本震当日に，熊本JRATの本部長の任を山鹿温泉リハビリテーション病院院長の田代桂一氏に急遽担っていただいたこと，当日夜までに宮崎JRAT(鈴木幹次郎氏)，鹿児島JRAT(緒方敦子氏，堂園浩一郎氏)が熊本機能病院に設置された現地対策本部に入り，支援体制を発災直後から整えていただいたことは感謝に堪えない．その後も間をあけずに沖縄JRAT(又吉　達氏)を含めた九州各県から交代で現地対策本部支援をしていただき，リハビリテーション科医の絆の強さを感じた[2]．

4月20日にはJRAT構成団体による緊急会議が開催され，支援の枠組みが決定し，4月23日から支援チームが派遣された．本部業務の主な仕事は，JRAT構成団体からの支援チームと現地対策本部のロジスティクス支援要員の募集とマッチン

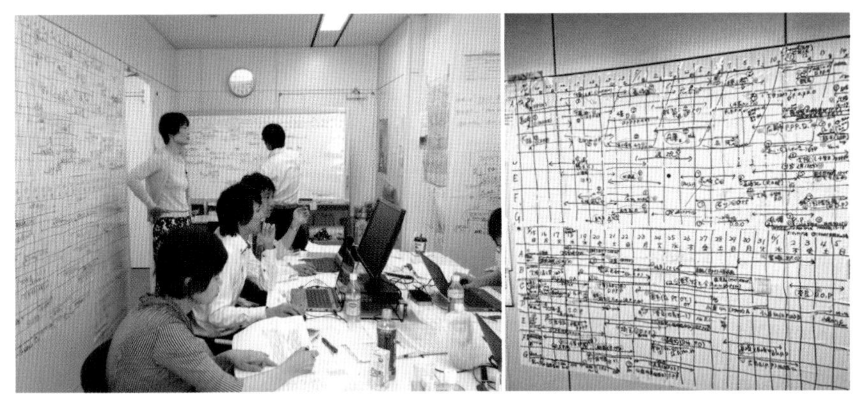

図 6. 東京本部の様子とマッチング表

グ，必要物品の発送そして，派遣時のマニュアル作り，宿泊・交通などを含む各種情報伝達，公文書の発行さらには，問い合わせ対応や他団体との連絡など，種々様々であった(**図6**)．本部業務は，構成団体から派遣された多くのスタッフによって支えていただいたが，当初は毎日夜遅くまでの作業となってしまった．その後，徐々に業務はデジタル化もはかられて効率化され，無事に熊本JRATに本部機能を移設することができた．東京本部の重要性とその業務の多さを認識した一方，支援後半には業務効率化をはかることができたことは今後の支援にあたっての大きな収穫であった[3]．

2．熊本JRATと現地での情報共有

東京本部立ち上げの目途がついた4月23・24日ならびに支援が進んだ5月15・16日に熊本を訪れ，熊本JRATと東京本部の情報共有をはかり，支援チームの活動に際してのルール作りなどを行った．4月24日の段階では県庁内の災害医療対策本部内に熊本JRATのデスクが設置されており，災害医療チームの一員として認識されていることが確認された．

一方，避難所は，2度の大きな地震の経験による不安から，多くの被災者が生活することになり，地域によっては廊下で寝ている方もいるなど過密状態も生じていた．避難者数によっては，バリアの問題だけでなく衛生環境についても対応する必要が感じられた．また，夜間のみ避難所の駐車場で寝泊まりする方も少なくなく，DVT発生も危惧された．

2回目の5月15，16日には阿蘇と震源地付近の益城町を訪れた．阿蘇地方災害対策本部(ADRO)の組織図にはJRATが明記されており(**図7**)，災害支援の枠組み内にJRATが定着したことが確認できた．一方，益城町までは，復旧工事のため交通量が大幅に増加しており，熊本JRAT本部から現地までに相当の時間が掛かっていた(後に熊本リハビリテーション病院へ移設)．災害支援にあたって，被災地と現地本部の距離も重要であると感じた．また本災害ではテント村など，従来とは異なるプライバシーに配慮した避難所も設立されていたが，内部環境確認や避難者とのコミュニケーションが困難となることも予測された．昨今の新型コロナウィルスの影響下では，避難所内にテントが設置されることもあり，今後の課題といえる．

平成30(2018)年7月豪雨

1．岡山JRAT

7月6〜7日にかけての豪雨にて岡山県倉敷市真備町，総社市内を中心に大規模水害が発生した．当時，岡山県では地域JRATが設立されていなかったため，7月10日に岡山県より岡山県理学療法士協会へ災害支援の要請があった．翌11日に岡山県理学療法士協会会長：國安勝司氏，川崎医科大学リハビリテーション医学教室：平岡　崇氏と筆者が岡山県庁で長寿社会課，医療推進課課長と面会し，JRATによる災害リハビリテーション支援を岡山県より正式に要請された．JRATが設立されていないなかで，要請に至った経緯には，岡

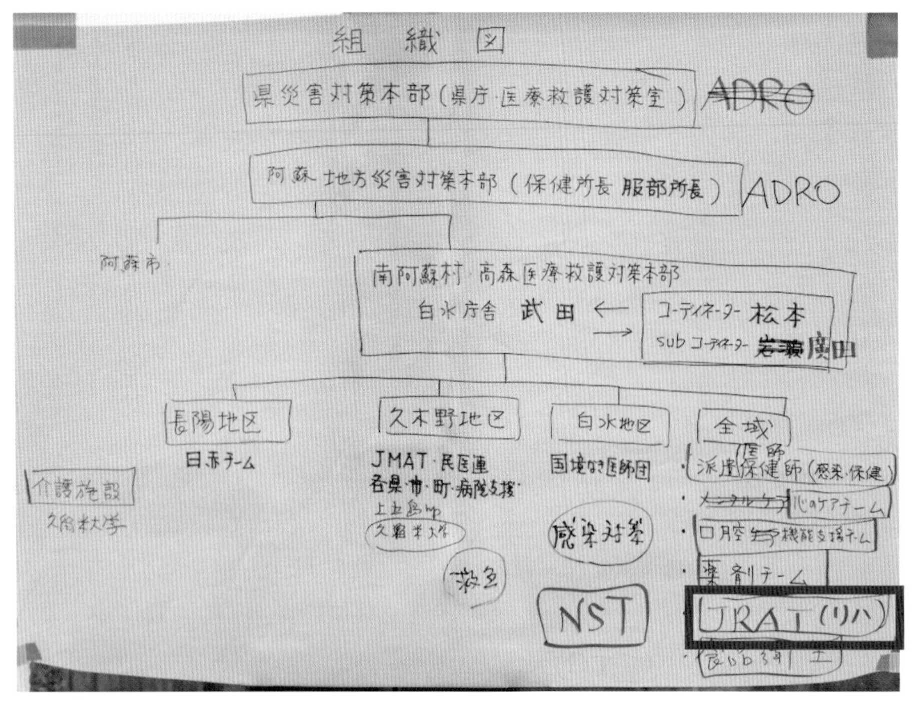

図 7. 阿蘇地方災害対策本部(ADRO)の組織図内に組み入れられたJRAT

山県庁内にいた東日本大震災で支援を行った作業療法士の存在が大きかったようである．あわせて，日本福祉用具・生活支援用具協会(JASPA)を通じての福祉・リハビリテーション機器支援の枠組みも同意いただき，比較的早期より避難所環境支援もできた．行政側にリハビリテーション支援についての理解があることが，活動を大きく前進させることを知った．

2．広島JRAT

7月12日広島県庁内で広島JRATと情報共有を行った．広島県には元々，公衆衛生リハビリテーションチームがあり，まだ同チームとJRAT活動の枠組みが決定されていない状況であり，十分な情報共有ができなかった．後に広島JRATがJRAT本部に支援を求めていたことを知ったが，現地に対して，本部からの支援体制があることをしっかりと伝えられなかったことは大きな反省点である．

北海道胆振東部地震(2018年9月6日発生)

1．北海道JRAT(Do-RAT)

平成30(2018)年9月6日に発生した地震にて厚真町，むかわ町，安平町を中心に被害が生じた．当初は全道で停電が生じるなど厳しい状況であったが，北海道JRATが早期より支援を開始した．筆者は9月20日に厚真町の避難所にて北海道JRATのメンバーと情報共有をはかり，あわせて安平町の避難所支援に同行させていただいた．厚真町の避難所に設置された3町医療救護保険調整本部内のチーム活動管理表には，北海道JRATの活動内容が日々記録され(**図8**)，福祉機器設置や集団体操も実施されており，早期に支援体制が整えられたことを実感した．一方，安平町の避難所では，恥ずかしながらボランティアの方から御茶菓子をいただき，また高齢被災者の方のお話をゆっくりとお聞きする機会も与えられた．なお，本地震における災害救助法の適用は同日までであり，残念ながらJRAT活動は同日で終了となってしまった．災害救助法適用終了後の支援は現在も課題として残っている．

令和元(2019)年8月の前線に伴う大雨(佐賀豪雨)災害

1．佐賀JRAT

令和元(2019)年8月27日から発生した集中豪雨にて佐賀県を中心に水害が生じた．佐賀JRATは

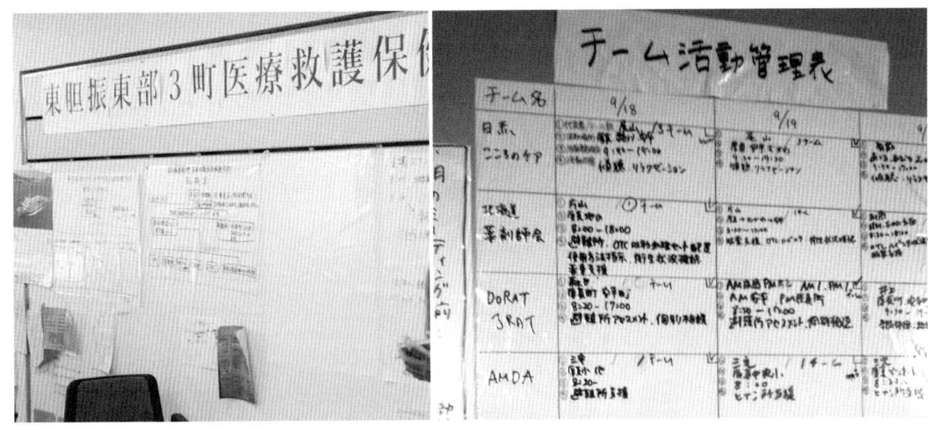

図 8. 東胆振東部3町医療救護保険調整本部内の災害支援チームの活動管理表に JRAT(Do-RAT)活動内容が記載

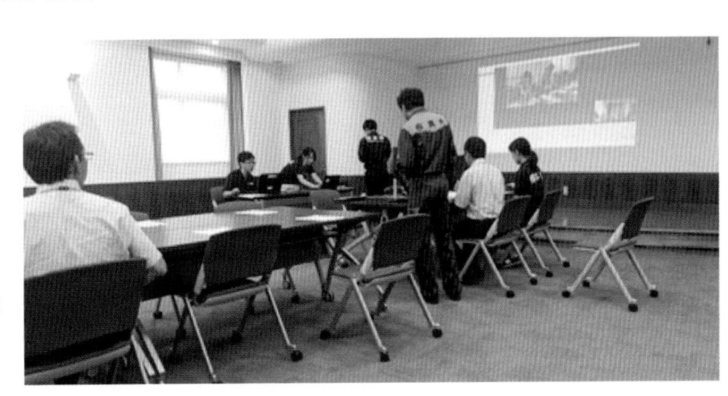

図 9.
佐賀県庁内で開催された保健医療調整本部の会議の様子

九州他県の Rapid Response Team(RRT)のサポートも得て，8月30日より支援を開始した．筆者は9月6日に佐賀JRAT代表浅見豊子氏とともに佐賀県庁内で開催されている保健医療調整本部の会議に出席した．会議ではJRAT副代表としての発言の機会も与えられ，佐賀JRATの活動が佐賀県行政内で評価されていることを認識した(**図9**)．

令和元(2019)年台風15号

1．千葉JRAT

筆者が勤務する病院は千葉県にあるが，千葉JRATと千葉県は事前に協定が結ばれていた．令和元(2019)年台風15号は，9月9日早朝に最大風速40 m/sで千葉市に上陸し千葉県南部の安房地域に甚大な被害と長期にわたる停電をもたらした．千葉JRATは翌日より県庁の災害保健医療調整本部に常駐したが，当初は停電による情報不足にて被害の概要把握が困難であった．次第に災害の状況が明らかとなり，筆者は災害リハビリテーション支援の必要性を判断するため，9月15日に館山市の安房地域医療センター内にある現地の安房保健医療調整本部に入った．

当初は停電にて現地での医療提供が困難となったことから，透析患者などの広域搬送が災害医療支援の中心であった．しかし，強風による屋根損壊(**図10**)にて避難所で生活する要配慮者がいることと，避難所環境が十分に整えられていないことが確認でき，現地の保健医療調整本部にリハビリテーション支援が必要であることを伝えた．幸いなことに，県庁から現地本部に災害リハビリテーション支援の必要性を確認する連絡もあり，翌日から千葉県からの要請に基づく災害リハビリテーション支援が開始された．初日は避難所を回ってのトリアージと合わせて，避難所への段ボールベッド搬送も行った．災害時には直接的支援以外に様々な業務が生じることがあるが，JRATの業務を限定せず，できることはすべて対応することも重要と思われた．

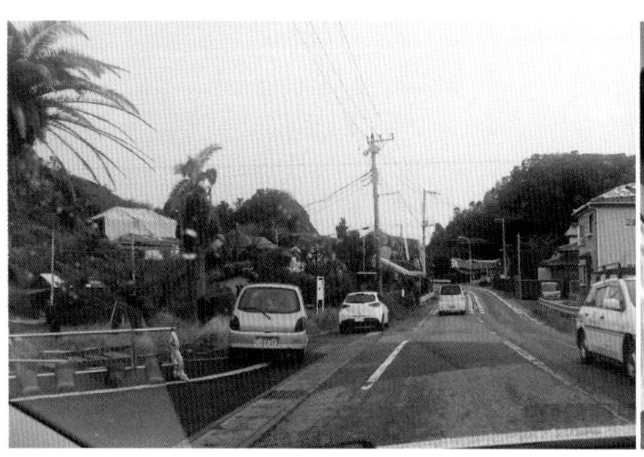

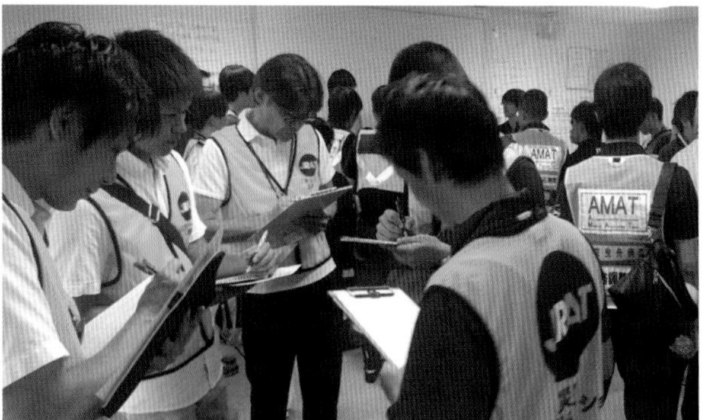

図 10. 屋根を損壊した住宅が続く道路と安房保健医療調整本部内の様子

表 1. 各災害で得られた教訓と課題(私見)

東日本大震災(早期)
- 劣悪な避難所環境
- 役割を失った被災高齢者の活動と参加の低下
- 義肢・装具，歩行支援機器などに対する支援の乏しさ

東日本大震災(福祉避難所)
- 福祉避難所であるにもかかわらず，不十分な生活環境
- 高齢者・障害者への配慮が足りない仮設住宅

平成 27(2015)年 9 月関東・東北豪雨(常総の水害)
- 本部および現地ロジスティクスの重要性
- マスコミ対応の必要性
- 支援物資のリハビリテーショントリアージの視点による公平な配布の必要性
- 早期より出口戦略をもって活動することの重要性

熊本地震
- 各ブロック内での隣県からの早期支援体制の構築
- 平時からのロジスティクス要員育成と本部運営の効率化
- 現地対策本部の設置場所の重要性
- JRAT のキャパシティを超えた多数の避難者への対応をどうするか
- プライバシーが配慮された避難所への介入の難しさ

平成 30(2018)年 7 月豪雨
- 行政との協定の重要性
- リハビリテーションおよび福祉機器支援の組織化
- JRAT 本部からのプッシュ型支援の必要性

北海道胆振東部地震
- 災害救助法の適用終了後の支援をどうするか

佐賀豪雨
- 早期より行政に JRAT 活動を認識してもらうことの重要性

令和元(2019)年台風 15 号
- 停電などによる通信手段が途絶した状態での情報収集の難しさ
- JRAT 活動の必要性を，現地対策本部から都道府県庁保健医療調整本部へ発信することの重要性
- 支援の内容をリハビリテーションに限定せず，臨機応変な対応を行うこと

令和元(2019)年東日本台風(19 号)
- 面積の広い都道府県での支援の難しさ
- 平時からの行政や地域の災害医療支援団体との連携の重要性

令和元(2019)年東日本台風(19 号)

1．長野 JRAT

令和元(2019)年 10 月 12 日に日本に上陸した台風 19 号は静岡県や関東地方，甲信越地方，東北地方などで記録的な大雨となり，甚大な被害をもたらした．長野県でも千曲川や支流が氾濫し，長野市を中心に大きな被害が発生した．一方，長野県は全国 4 位の面積を有し，中核都市も分散しているため，県内からの支援を行うにも長距離の移動

を必要とし，長野JRAT代表の清水康裕氏は，勤務する飯田市から被災地である長野市まで160 km以上の移動を余儀なくされた．筆者は10月18日に長野県理学療法士協会会長：佐藤博之氏らと長野市保健所での災害対策本部の会議にまず出席したが，災害リハビリテーションの必要性が避難所の現場から上がってきた場合には，正式な要請を検討するというものであった．その後，長野県庁の介護支援課も訪問し，災害リハビリテーション支援について説明したが，進展には至らなかった．行政との平時からのコミュニケーションの必要性を痛感させられた．

まとめ

以上，筆者自身の災害リハビリテーション支援活動を振り返らせていただいた．各災害での支援で得られた教訓と課題を**表1**に記すが，各災害でその内容は異なる．災害はどこにでも起こり得，そして様々なパターンがある．だからこそ，平時には研修ならびに多くのシミュレーションを行うこと，発災時には他団体との連携を含めて柔軟かつ迅速な対応を実施すること，発災早期より出口戦略をもった災害リハビリテーションを実施すること，また，組織内外との情報交換・共有を密に行うことが重要である[4]．そのためには平時より支援チームの育成に加えて，ロジスティクス要員の育成も行っていく必要もある．

また，令和2(2020)年以降も令和2(2020)年7月豪雨による熊本県南部地域の水害で熊本JRATが活動し，令和3(2021)年7月伊豆山(熱海市)土砂災害では静岡JRATが活動しているが，新型コロナウィルス感染拡大により，他県からの災害リハビリテーション支援ができない状況が継続している．今後は都道府県ごとに，より自立した組織作りが求められている．

文　献

1）大規模災害リハビリテーション支援関連団体協議会(企画・編集)：災害リハビリテーション標準テキスト，医歯薬出版，2018.

2）大規模災害リハビリテーション支援関連団体協議会(JRAT)：熊本地震災害リハビリテーション支援報告書，2017.

3）近藤国嗣：【熊本地震支援活動レポート】災害時のリハビリテーション医療を考える JRAT本部としての現地派遣活動の実際．臨床リハ，**26**(2)：174-178，2017.

4）近藤国嗣：【これからの災害リハビリテーションのありかた】災害リハビリテーションの実際．臨床リハ，**30**(3)：235-244，2021.

MB Med Reha **No.272**：**82-87**, 2022

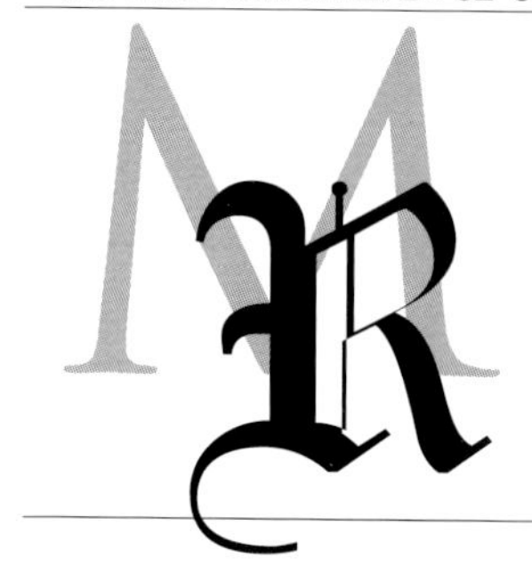

特集／大規模災害下でのリハビリテーション支援を考える

災害リハビリテーション支援活動のための教育ツールの開発

佐藤　亮*

Abstract　一般的にリハビリテーション専門職内での災害対応への意識は高いとはいえない．これは医学・看護学・歯科学と比較して卒前・卒後におけるリハビリテーション専門職への災害に関する学習機会が少ないこと，地域リハビリテーション活動の一環であることへの理解不足などに起因すると考えられる．この状況を踏まえると，ゲーミング手法を使い動機づけと興味づけを行うことが重要である．筆者が開発した災害リハビリテーションに関連した3つの教育教材は，それぞれがリンクするように設計しており，支援・受援に関する災害リハビリテーション支援活動の一連の流れについてシミュレーションゲームを行いながら体験することができる．災害リハビリテーション支援活動は，本部立ち上げから運営，個別の要配慮者支援，環境整備，生活不活発病予防など多種多様であり，初学者はシミュレーションを通じて活動をイメージ化することで実践力の向上が期待できる．災害リハビリテーション支援活動の実践力を高めるためには，この分野に特化した教育体制を整える必要がある．

Key words　教育(education)，ゲーミング・シミュレーション(gaming simulation)，人材育成(human resource development)

災害リハビリテーション教育の現状と課題

リハビリテーション専門職に対する災害対応への期待が高まるなか，一般的にリハビリテーション専門職内での災害への意識は高いとはいえない状況である．リハビリテーション専門職における災害対策に関する意識調査では，災害対応に関する自己効力感，自己評価は低く，不安が大きい状況にあった[1]．これは医学・看護学・歯科学と比較して卒前・卒後におけるリハビリテーション専門職への災害に関する講義や研修など学習機会が少ないことに起因すると考えられる．

災害リハビリテーションという言葉を聞いた際に，特別な活動を想像するリハビリテーション専門職は少なくない．筆者も2016年熊本地震(以下，熊本地震)以降，複数の災害リハビリテーション支援活動に直接的または間接的にかかわっているが，実際の活動に参画するまでは同様の考えであった．災害リハビリテーション支援活動を国際生活機能分類(International Classification of Functioning, Disability and Health；ICF)に置き換えて考えると「環境因子」の急激な破綻が他の因子へ波及することを防ぐ取り組みであり，活動の中心となる大規模災害時の要配慮者支援，避難所環境整備，生活不活発病予防，エコノミークラス症候群予防などは地域リハビリテーション活動の一環であると考えられる(**図1**)．

熊本地震において一般社団法人日本災害リハビリテーション支援協会(Japan Disaster Rehabilitation Assistance Team；JRAT)は組織後初の大規模災害支援活動を約3か月行った．熊本県災害リハビリテーション推進協議会(以下，熊本

* Akira SATO，〒861-0514 熊本県山鹿市新町1204　医療法人社団木星会 山鹿温泉リハビリテーション病院総合リハビリテーション部，部長

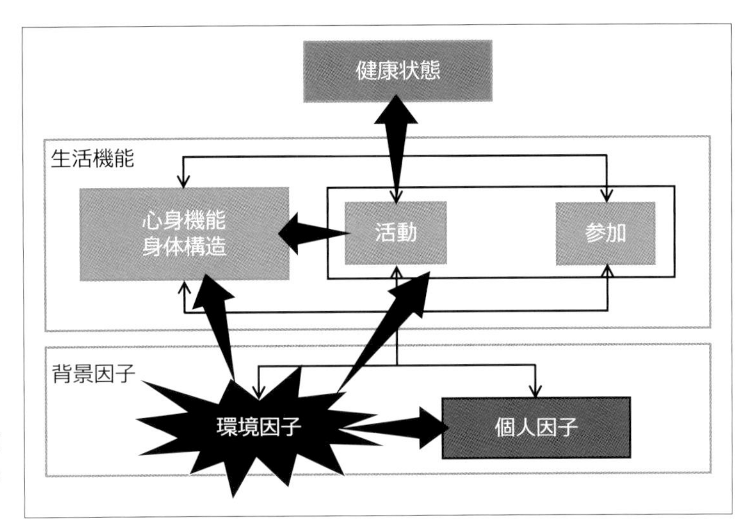

図 1.
ICF であらわす災害の構図
（文献 2 より）

JRAT）事務局を担当している熊本県理学療法士協会（以下，当協会）は，地震により機能不全に陥っていたが，被災県として地域 JRAT（都道府県 JRAT の総称）を受け入れる現地本部運営を行った．東日本大震災時に災害対策本部でコーディネーターを担えるリハビリテーション関連職は少なかった[3]という報告と同様に，当協会においても実践的な訓練もなく，被災者でありながら限られた人員で本部運営をせざるを得ない状況であった．「受援」の重要性を再認識した筆者らはこの経験を活かし，2017 年 5 月に「大規模災害リハビリテーション支援チーム本部運営ゲーム（Disaster Rehabilitation Assistance Team Honbu Unei Game；REHUG）」というカードを用いたゲーム形式で大規模災害時の本部運営に関するシミュレーションができる教育教材を開発した[4]．開発後約 20 の地域 JRAT などの災害関連の研修会で使用され，実践的なトレーニングが展開されている．また，各地域の研修会において参加者から「支援」に関するシミュレーションゲーム開発について多くの要望を受け，2019 年 6 月に「大規模災害リハビリテーション支援ゲーム（Disaster Rehabilitation Assistance Game；DREAG）」，同時期に「大規模災害リハビリテーション本部立ち上げゲーム（Disaster Rehabilitation Assistance Team Honbu Start Up Game；REHSUG）」を併せて開発した．この 3 つの教育教材については，ある仮想地域で地震が発生しその災害に対する本部運営および支援活動のシミュレーションを行う内容であり，すべてがリンクするよう設計している．本稿ではこの 3 つの教育教材とともに，令和 2（2020）年 7 月豪雨での活動をもとに企画した「災害時における地域 JRAT 事務局実務者研修」について併せて紹介する．

シミュレーション教育の必要性

JRAT は，2011 年 3 月 11 日に発生した東日本大震災時に福祉避難所などで災害リハビリテーション支援活動を行った「東日本大震災リハビリテーション支援関連 10 団体」（2011 年結成）を母体として 2013 年に組織化された[5]．当時の JRAT の教育体制は，全 47 都道府県に誕生した災害リハビリテーションコーディネーターが，各地域において災害リハビリテーションに関する教育・啓発および災害リハビリテーション支援チームの育成をすることとされていたが[6]，研修の多くは座学であり実際の支援活動をするにはその内容は十分ではなかったと思われる．

本邦における医療のシミュレーション教育の歴史は浅く，2000 年以降，医学・看護教育において導入が進展している[7]．ゲーミング・シミュレーション研究者である Greenblat によると，ゲームの教育効果や目的には，① 動機づけと興味づけ，② 情報の提供や強化，③ 技能開発，④ 態度変容，⑤ 自己・他者による評価の 5 点がある[8]．現時点でのリハビリテーション専門職の災害対応への意識が高くはないことを踏まえると，ゲーミング手法を使い動機づけと興味づけを行うことが重要で

表 1. 災害リハビリテーションゲームに関するプログラム

内容	講義概要	形式	時間
REHSUG	大規模災害における初動や保健医療調整本部までの行程などを体験する	演習	60分
地域リハビリテーションと災害リハビリテーション	災害リハビリテーションの基本と地域リハビリテーションとの関連を学ぶ	講義	40分
DREAGの説明	ゲーム進行の原則を学ぶ	講義	20分
DREAG	大規模災害において要配慮者などへ展開される基本的なリハビリテーション支援を体験する	演習	80分
災害リハビリテーションの実際	災害のフェーズ毎のリハビリテーション支援の実際を学ぶ	講義	40分

内容	講義概要	形式	時間
REHUG ファシリテーター養成研修	熊本地震における本部運営の実際を学ぶ	講義	40分
	REHUGファシリテーターとしての基本的な進行や助言について学ぶ	講義	200分
REHUG	熊本地震における本部運営の実際を学ぶ	講義	40分
	ゲーム進行の原則を学ぶ	講義	20分
	大規模災害で展開される基本的な本部運営を体験する	演習	150分

ある．また，災害リハビリテーション支援活動は多種多様であり，現場にて柔軟な対応が求められる．一方，あらかじめどのような活動を行うかがわかっていれば，支援活動に参加しやすい．つまり，初学者にシミュレーションを通じて活動をイメージ化することにより実践力の向上が期待できる．

教育教材の紹介

それぞれの教材を使用した研修プログラムは，支援・受援とも4時間を標準としている．1回の研修会ですべてのゲームを行う必要はないが，合計8時間の研修により支援および受援のシミュレーションを通して災害リハビリテーション支援活動の一連の流れを学ぶことができる構成となっている．それぞれの教材にはゲーム導入に必要な講義資料も付属しており，研修会の運営側で講師を招聘することでどの地域でも実施可能である．ただしREHUGについては，ゲームをする際には必ずファシリテーターを配置しなければならないため，その養成研修を4時間別に設ける必要がある(**表1**)．以下にそれぞれの教材内容について開発順に紹介する．

1．大規模災害リハビリテーション支援チーム本部運営ゲーム(REHUG：リハグ2017年)

REHUGは，熊本地震における応急修復期の熊本JRAT本部運営がベースとなっており，調整本部と活動本部のそれぞれのイベントを体験するゲームである．仮想地域で発生した大規模災害において，参加者は大規模災害リハビリテーション支援チーム本部の要員としてマニュアルに即した活動を行う．7～9名を1組とし，調整本部2～3名と活動本部5～6名に分かれ時間経過とともに本部で起こるイベントに対応していく．活動本部長，調整本部長，ロジスティックスなどそれぞれの役割の中で，支援チームの受入れ，派遣調整，福祉用具貸与，クロノロジー(時系列記録)などに対する基本的な本部活動を理解することはもちろん，時間経過とともに刻々と変化する状況への臨機応変な対応も学ぶことができる(**図2**)．

REHUGのセットは，情報伝達，時間，イベントの3種類のカードと付属のUSBフラッシュメモリー(配布資料)で構成される．配布資料は，「仮想被災地域地図」「組織体制」「活動本部施設と備品」「本部業務内容・マニュアル」「支援チーム構成と活動予定」などであり，必要な備品としては，会議机，椅子，ライティングシート，マーカーなどとなる(**図3**)．

REHUGにおいて，参加者が一定の学習効果を得るためにはファシリテーターを各グループに1～2名必ず配置する．ファシリテーターは，被災

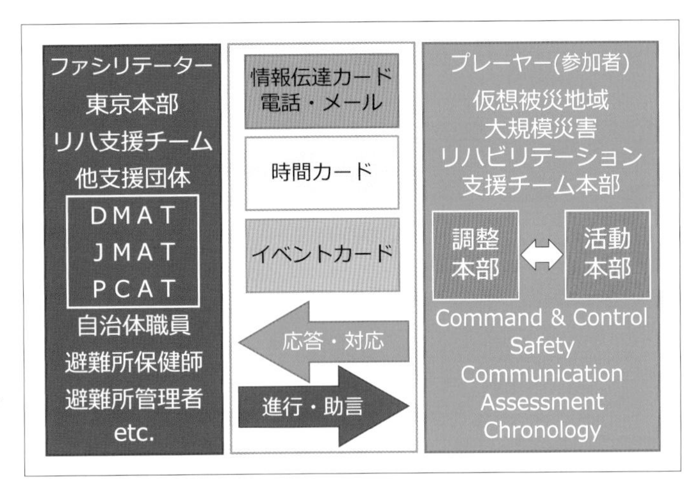

図 2.
REHUG におけるゲーミング・シミュレーションの手順

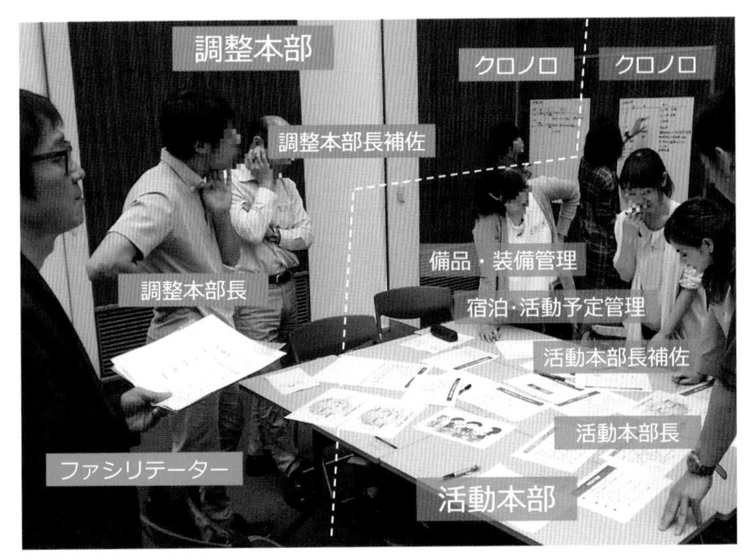

図 3.
REHUG の実施

仮想地域 JRAT 本部以外(東京本部，地域災害リハビリテーション支援チーム，関係団体，自治体など)の役割となり，参加者へ各本部の業務内容やマニュアルに則りイベントに対応するよう促していく．ファシリテーターの要件は，当協会派遣講師によるファシリテーター養成研修を受講しなければならず，ファシリテーターは実際の災害において各本部長を担う人材を想定している．また，REHUG は当協会において 2018 年 10 月 19 日付で商標登録をしている(商標登録第6091671号)．

2．大規模災害リハビリテーション支援ゲーム(DREAG：ドレッグ 2019 年)

DREAG は，要配慮者などへの災害リハビリテーション活動を具体的に体験するゲームである．参加者は仮想地域で発生した大規模災害において 2～4 名で編成する JRAT の派遣チームの一員として，避難所で発生するリハビリテーション関連の事象への対応を考える．事象は東日本大震災や熊本地震における実例を参考とし，動作指導，環境整備，生活不活発病予防，他関連団体との連携などとなる．これらは災害リハビリテーションの知識や経験がなくとも，リハビリテーション専門職であれば平時の業務経験を応用して取り組める内容となっている(**図 4**)．

DREAG のセットは，トリアージ，イベントの 2 種類のカードと付属の USB フラッシュメモリー(配布資料)で構成される．配布資料は，「仮想被災地域地図」，「避難所平面図」，「避難所アセスメント表」，「支援チーム活動マニュアル」などであり，1 グループで 2～4 人(1 セット 3 グループ)が演習できる(**図 5**)．

DREAG

JRAT現地活動本部
災害リハビリテーション支援チーム

↓派遣

仮想地域避難所
イベント
(東日本大震災・熊本地震など)

↓対応

①リハビリテーション・トリアージ
②国際生活機能分類に合わせた対応
③地域リハビリテーション活動への移行
④記録・報告
(受援者基本票・活動報告書)

REHSUG

仮想地域

災害リハビリテーション活動支援中央本部

↓派遣要請

災害リハビリテーション支援先遣隊
①発災時の派遣要請までの初動を考える
②移動手段・経路・到着時間・携行装備品
・宿泊地・現地活動期間を考える
③本部到着後の行動を考える

↓出動

仮想地域県庁内
保健医療調整本部

図 4.
DREAGとREHSUGにおけるゲーミング・シミュレーションの手順

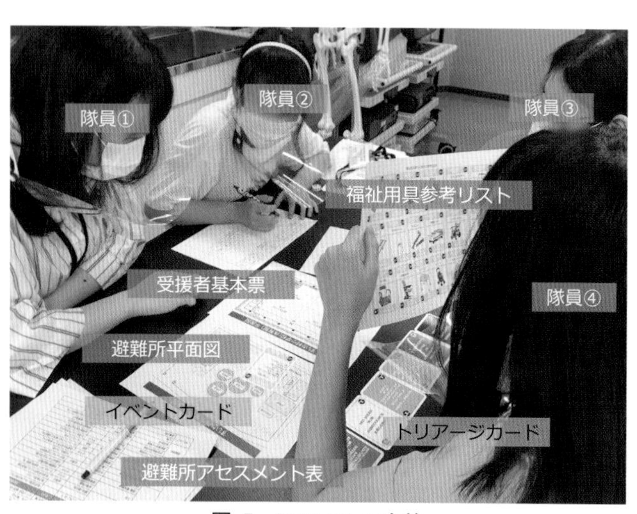

図 5. DREAGの実施

3．大規模災害リハビリテーション本部立ち上げゲーム(REHSUG：リハスグ 2019 年)

REHSUGは，仮想地域で発生した大規模災害に対して被災地の保健医療調整本部へ到着するまでを体験するゲームである(**図 4**)．参加者は2〜3名で編成するJRATの先遣隊の一員として，発災後，JRAT中央本部から派遣を要請されるまでに，参加者自身が振ったサイコロの出た目によって災害規模，交通機関の運行およびライフライン状況が決定されるデザインとしている．配布資料は，「仮想被災地域地図」，「公共交通機関時刻表」である(**図 6**)．

なおCOVID-19パンデミックを受けて，REHSUGは当協会のウェブページにて遠隔学習ができるよう無料公開している[9]．

4．災害リハビリテーション支援チーム本部立ち上げに備えるレシピ(HonBiRe：ホンビレ 2020 年)

災害が発生した場合，被災状況を可及的速やかに把握し，JRAT中央対策本部と連携して被災地支援体制を整える現地対策本部の設置が必要となる．前述したシミュレーション教育とは異なるが，この研修については現地本部立ち上げから撤収までに特化した内容であり，地域JRATの中心となり初動から活動の基盤を築くメンバーが主な研修対象となる．熊本JRATは2015年の組織化後，熊本地震と令和2(2020)年7月豪雨において熊本JRAT本部運営を行っている．これらの経験により，非常時における事務局の業務内容を明確化しておく必要性を感じ，令和2(2020)年7月豪雨における熊本JRATの本部運営，事務局業務を中心に整理することとした．熊本JRAT事務局員などによる本部立ち上げから，熊本JRAT撤退までの本部や事務局の運営について，時系列で県・自治体，他関連団体との連携や必要な書類などの詳細について，グループワークによる演習を交えながら学ぶことができる(120分)．この研修を受講することにより，本部運営の実務能力の向上が期待できる．

終わりに

近年は自然災害が頻発し，REHUGのファシリテーターや参加者が実際の災害リハビリテーション支援活動に初めて参画するケースが増えてきている．ゲーム参加後に初めて災害リハビリテーション支援活動を行った受講生からは「事前トレーニングによりイメージができていたため円滑な活動ができた」，また本部運営担当者からは「ゲーム経験者が支援者として活動すると，業務内容の理解がスムーズで本部運営の負担軽減となる」というゲームの体験が実際の活動に活かされたといった貴重な報告もあり，平時のトレーニングの重要性を再認識している．一般的な災害・防災教育における教育教材としては，災害対応のポイントを学習する「クロスロード」[10]や避難所運営を模擬体験できる「避難所運営ゲーム（HUG）」[11]などが知られている．両教材はカードゲーム形式であり，一般人を対象に含みながらも，実践的な教育教材として広く普及しているが，災害リハビリテーションの知識と技術を教育するためには，この分野に特化した教育体制を整える必要がある．

JRATは2019年に発災後早期に被災地へ赴き地域JRATの支援を行う，初動対応チームJRAT-Rapid Response Team（JRAT-RRT）を創設した．そのメンバーはより高度な対応力が求められるため，シミュレーションによる訓練に参加し，教材を使用した研修を各地域で展開できるようになることが望ましい．今後，南海トラフ地震などの発生が予測されている現状において，より多くの実践力を身につけた人材が必要となる．本教材がその一助となれば幸いである．

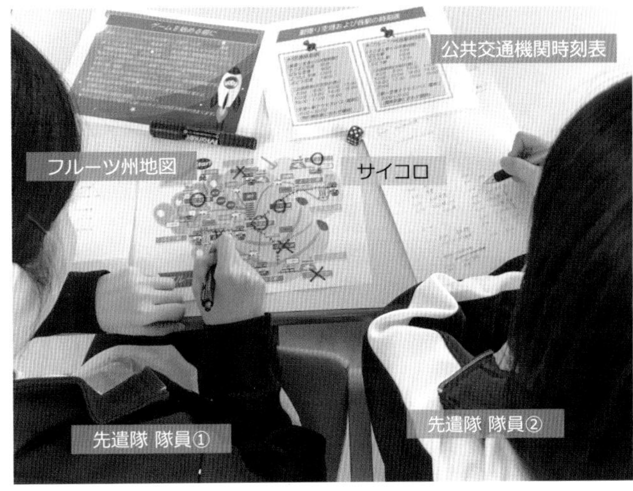

図 6．REHSUGの実施

文　献

1) 那須明美：リハビリテーションセンターにおける災害対策に関する意識調査．川崎医療福祉学会誌，**29**(1)：57-62，2019.
Summary リハビリテーションスタッフの災害に対する意識は低くマニュアル整備と災害図上訓練が重要である．

2) 世界保健機関：ICF国際生活機能分類―国際障害分類改訂版―．p. 9，中央法規出版，2002.

3) 坪田朋子ほか：職能団体としての組織的な理学療法・士の災害支援活動．PTジャーナル，**46**：215-219，2016.
Summary 東日本大震災における「災害対策本部組織の編成」と「超急性期の活動」について課題と対策が述べられている．

4) 佐藤　亮ほか：大規模災害リハビリテーション支援チーム本部運営ゲームの開発．総合リハ，**47**：477-481，2019.

5) 熊本地震災害リハビリテーション支援報告書：大規模災害リハビリテーション支援関連（JRAT），平成29(2017)年3月．

6) 里宇明元：災害に備える―大規模災害リハビリテーション支援関連団体協議会（JRAT）の活動．地域リハ，**107**：80-85，2015.

7) 阿部幸恵：医療におけるシミュレーション教育．日集中医誌，**23**：13-20，2016.
Summary シミュレーション教育は実践力を強化することが実証されており，指導者は学習者の自主性を引き出す指導が重要である．

8) Greenblat CS：新井　潔，兼田敏之（訳），ゲーミング・シミュレーション作法，p. 16，共立出版，1994.

9) 公益社団法人熊本県理学療法士協会：大規模災害リハビリテーション本部立ち上げゲーム．災害リハビリテーション支援．〔https://www.kumamoto-pt.org/up_file/rehsug/〕

10) 矢守克也：ゲームで学ぶ生涯防災学習．計測と制御，**46**(1)：58-63，2007.

11) 静岡県地震防災センター：避難所HUG.〔https://www.pref.shizuoka.jp/bousai/e-quakes/study/hinanjyo-hug.html〕

FAXによる注文・住所変更届け

改定：2015年1月

毎度ご購読いただきましてありがとうございます.

読者の皆様方に小社の本をより確実にお届けさせていただくために，FAXでのご注文・住所変更届けを受けつけております．この機会に是非ご利用ください.

◇ご利用方法

FAX専用注文書･住所変更届けは，そのまま切り離してFAX用紙としてご利用ください．また，注文の場合手続き終了後，ご購入商品と郵便振替用紙を同封してお送りいたします．**代金が5,000円をこえる場合，代金引換便とさせて頂きます**．その他，申し込み・変更届けの方法は電話，郵便はがきも同様です.

◇代金引換について

本の代金が5,000円をこえる場合，代金引換とさせて頂きます．配達員が商品をお届けした際に，現金またはクレジットカード･デビットカードにて代金を配達員にお支払い下さい(本の代金＋消費税＋送料)．(※年間定期購読と同時に5,000円をこえるご注文を頂いた場合は代金引換とはなりません．郵便振替用紙を同封して発送いたします．代金後払いという形になります．送料は定期購読を含むご注文の場合は頂きません)

◇年間定期購読のお申し込みについて

年間定期購読は，1年分を前金で頂いておりますため，代金引換とはなりません．郵便振替用紙を本と同封または別送いたします．送料無料，また何月号からでもお申込み頂けます.

毎年末，次年度定期購読のご案内をお送りいたしますので，定期購読更新のお手間が非常に少なく済みます.

◇住所変更届けについて

年間購読をお申し込みされております方は，その期間中お届け先が変更します際，必ずご連絡下さいますようよろしくお願い致します.

◇取消，変更について

取消，変更につきましては，お早めにFAX，お電話でお知らせ下さい.

返品は，原則として受けつけておりませんが，返品の場合の郵送料はお客様負担とさせていただきます．その際は必ず小社へご連絡ください.

◇ご送本について

ご送本につきましては，ご注文がありましてから約1週間前後とみていただきたいと思います．お急ぎの方は，ご注文の際にその旨をご記入ください．至急送らせていただきます．2～3日でお手元に届くように手配いたします.

◇個人情報の利用目的

お客様から収集させていただいた個人情報，ご注文情報は本サービスを提供する目的(本の発送，ご注文内容の確認，問い合わせに対しての回答等)以外には利用することはございません.

その他，ご不明な点は小社までご連絡ください.

株式会社 全日本病院出版会
〒113-0033 東京都文京区本郷3-16-4-7F
電話03(5689)5989　FAX03(5689)8030　郵便振替口座00160-9-58753

FAX 専用注文書

5,000 円以上代金引換

ご購入される書籍・雑誌名に○印と冊数をご記入ください

○	書　籍　名	定価	冊数
	まず知っておきたい！がん治療のお金，医療サービス事典 新刊	¥2,200	
	カラーアトラス　爪の診療実践ガイド　改訂第 2 版 新刊	¥7,920	
	明日の足診療シリーズⅠ足の変性疾患・後天性変形の診かた	¥9,350	
	運動器臨床解剖学―チーム秋田の「メゾ解剖学」基本講座―	¥5,940	
	ストレスチェック時代の睡眠・生活リズム改善実践マニュアル	¥3,630	
	超実践！がん患者に必要な口腔ケア	¥4,290	
	足関節ねんざ症候群―足くびのねんざを正しく理解する書―	¥5,500	
	読めばわかる！臨床不眠治療―睡眠専門医が伝授する不眠の知識―	¥3,300	
	骨折治療基本手技アトラス―押さえておきたい 10 のプロジェクト―	¥16,500	
	足育学　外来でみるフットケア・フットヘルスウェア	¥7,700	
	四季を楽しむビジュアル嚥下食レシピ	¥3,960	
	病院と在宅をつなぐ 脳神経内科の摂食嚥下障害―病態理解と専門職の視点―	¥4,950	
	睡眠からみた認知症診療ハンドブック―早期診断と多角的治療アプローチ―	¥3,850	
	肘実践講座　よくわかる野球肘　肘の内側部障害―病態と対応―	¥9,350	
	医療・看護・介護で役立つ嚥下治療エッセンスノート	¥3,630	
	こどものスポーツ外来―親もナットク！このケア・この説明―	¥7,040	
	野球ヒジ診療ハンドブック―肘の診断から治療，検診まで―	¥3,960	
	見逃さない！骨・軟部腫瘍外科画像アトラス	¥6,600	
	パフォーマンス UP！　運動連鎖から考える投球障害	¥4,290	
	医療・看護・介護のための睡眠検定ハンドブック	¥3,300	
	肘実践講座 よくわかる野球肘　離断性骨軟骨炎	¥8,250	
	これでわかる！スポーツ損傷超音波診断 肩・肘＋α	¥5,060	
	達人が教える外傷骨折治療	¥8,800	
	ここが聞きたい！スポーツ診療 Q & A	¥6,050	
	見開きナットク！フットケア実践 Q & A	¥6,050	
	高次脳機能を鍛える	¥3,080	
	最新　義肢装具ハンドブック	¥7,700	
	訪問で行う 摂食・嚥下リハビリテーションのチームアプローチ	¥4,180	

バックナンバー申込（※ 特集タイトルはバックナンバー 一覧をご参照ください）

❀メディカルリハビリテーション(No)

No________ No________ No________ No________ No________

No________ No________ No________ No________ No________

❀オルソペディクス(Vol/No)

Vol/No_____ Vol/No_____ Vol/No_____ Vol/No_____ Vol/No_____

年間定期購読申込

❀メディカルリハビリテーション　No.　から

❀オルソペディクス　Vol.　No.　から

TEL：　（　　）	FAX：　（　　）

ご 住 所	〒			
フリガナ		要捺印	診療科目	
お 名 前				

FAX 03-5689-8030 全日本病院出版会行

次号予告

認知症の人の生活を考える
—患者・家族のQOLのために—

No. 273(2022年4月号)

編集企画／東京慈恵会医科大学教授　竹原　敦
群馬パース大学教授　繁田　雅弘

No.272　編集企画：
冨岡　正雄　大阪医科薬科大学准教授

Monthly Book Medical Rehabilitation　No.272

2022年3月15日発行(毎月1回15日発行)
定価は表紙に表示してあります.
Printed in Japan

発行者　末　定　広　光
発行所　株式会社　全日本病院出版会
〒113-0033 東京都文京区本郷3丁目16番4号7階
電話 (03) 5689-5989　Fax (03) 5689-8030
郵便振替口座 00160-9-58753

印刷・製本　三報社印刷株式会社　電話 (03)3637-0005
広告取扱店　㈾日本医学広告社　電話 (03)5226-2791